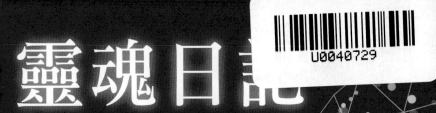

靈魂日記

身心靈療癒大師羅凱銘
從阿卡西紀錄、希塔療癒及家庭系統排列
尋找源頭之光到達彼岸的旅程

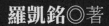

羅凱銘◎著

推薦序 阿卡西之光

琳達・豪博士

Having taught tens of thousands of students how to work in the Akashic Records for personal growth and transformation, I recognized the brilliant Akashic Light shining when I met Norman, about five years ago. Impressed by his dedication to his own growth, willingness to grow and subsequently, share his experience, strength and hope with others, I knew I met someone special.

His commitment to discover rich truths, honor spiritual guidance, experiment with various approaches and apply the wisdom he uncovers empowers his own personal transformation.

However, his deep love for others takes him further on his quest to share himself and his story not only for his own benefit but for the highest good of everyone he encounters.

在教過成千上萬的學生如何在「阿卡西紀錄」中工作，以促進個人成長和轉變之後，大約五年前，在我遇到 Norman（羅凱銘）的那一刻，我意識到了阿卡西之光閃耀了起來。

他對自己成長的奉獻精神、成長的意願以及隨後與他人分享他的經歷、力量和希望，給我留下了深刻的印象，我知道我遇到了一個特別的人。他致力於發現豐富的真理，遵守精神指導，嘗試各種方法並運用他發現的智慧，這賦予了他個人的轉變。

然而，他對他人深沉的愛，驅使他更加深入去探索及分享自己和自己的故事，這不僅是為了他自己的利益，也是為了他遇到的每個人的最高利益！

推薦人小檔案：
琳達豪博士，作家兼教師，她在 2015 年被美國愛默生靈性學院授予了最高學術榮譽。2016 年 6 月，琳達老師所寫的第三本有關阿卡西紀錄的書籍《在阿卡西紀錄中發現你的靈魂道路》，獲得美國 CVR 所頒發的「2016 年最佳當代靈性書籍」獎項。同時，這本書也獲得「最受讀者歡迎的靈性書籍」以及「最受書店歡迎的靈性書籍」兩項稱號。著有《如何解讀阿卡西紀錄》、《透過阿卡西紀錄療癒你自己和他人》、《在阿卡西紀錄中發現你的靈魂道路》，以及《靈感顯化》，是阿卡西紀錄方面的國際領先專家，以促進個人成長和轉變。

自序 生命的意義是什麼？

這是一個動盪的年代，也是一個不平凡的年代！

從 2020 年初 COVID-19 的爆發，許多人被迫停止上班、上課，而許多實體行業也在這樣的衝擊下紛紛倒下，代之而起的是虛擬經濟的快速興起，整個社會結構發生了巨大的變化！

面對無孔不入的 COVID-19，讓每個人意識到生命如此之脆弱，不管你是什麼身分、有多少錢，在死亡之前人人平等，就算是你有萬貫家產，一旦死亡來臨，什麼錢、什麼地位都毫無意義。既然人人都難逃一死，那麼許多人難免開始去問自己三個問題：「我為何而來？我要往哪裡去？生命的意義是什麼？」

我目前是個科技公司的老闆，我並不是個哲學家或心理學家，但是為了探索生命的奧祕，我有幸接觸了許多充滿智慧的體系，如佛學（禪宗、淨土宗及唯識宗）、希塔療癒、阿卡西紀錄、心理學及量子物理學。

雖然我不敢妄言自己已經完全融會貫通以上的體系，但是在我探索生命奧祕的道路上，以上的體系提供了我許多的智慧去進行靈魂的探索，而本書則記錄著我這段奇妙的旅程！

本書分為上、下二部分，上部《旅程》記錄著我走上這條

道路的過程，這過程包含了許多的「彎路」，所得所悟也並非至高真理。不過我仍然忠實的把這些「彎路」都記錄了下來，因為如果沒有這些「彎路」，我也無法達到最後的真理所在。因此在上部《旅程》中，有些事情看起來可能有些「玄幻」，不過這一切的背後也代表了修行的次第。

當然，如果對過程沒興趣的話，可以直接看下部《彼岸》，《彼岸》記錄著我後期在連接源頭狀態下的一些療癒個案或心得。經過一次又一次源頭能量的洗禮，我最後達到了佛家所說的「彼岸」，因此記錄下來這些源頭的智慧，分享給有緣人參考。（因為涉及個人隱私，部分人名以化名處理。）

靈魂之旅

在正式開始之前，我想有必要簡單的介紹一下自己過去幾十年的心路歷程，以及此書誕生的原因：

我的人生比較奇特，我於 1991 年取得紐約大學（NYU）的 MBA 之後，便回到臺灣加入了 P&G 的行銷部，一年後參與了 Vidal Sassoon（沙宣）洗髮精的首發上市案，當年沙宣就被評為「年度風雲產品」。之後許多年我就一直在 FMCG（快速消費品）行業工作，也取得了不錯的成績以及較高的職位。

2001 年我決心自行創業，於是成立了一家網路科技公司，經過多年的不懈努力，現在在業界也有相當的地位及不錯的營收。但是也是從 2001 年起，在機緣巧合下，我開始接觸淨土宗及禪宗。說真的，之前由於我的理科很好，我一直對這些看不見、摸不著的東西很反感。剛看始看佛經時，也是迷迷朦朦的，根本不知道《金剛經》在說什麼，但是也莫名其妙的堅持著每天誦讀，才漸漸的開始一步一步瞭解佛經中的世界。

2012 年，看見了臺灣大學前校長李嗣涔先生的科學研究發表，我才開始真正意識到「形而上」世界的存在，而那所謂「形而上」的世界，其實就是現代量子物理學所研究的微觀世界！

從 2014 年開始，我的婚姻迎來了狂風暴雨，我經歷了長

達數年極為痛苦的感情的創痛。在那段地獄般的日子裡，我原本是想透過人間的各種努力去解決問題，結果無論我如何努力或花多少金錢，都沒辦法解決我的感情問題。

後來透過「阿卡西紀錄」及「希塔療癒」的學習及成長，我開始明白，我一切的痛苦其實是我靈魂創傷在三維世界中的投影，如果我不成長、不去療癒我靈魂中的創傷，那就像一個人如果不會游泳，無論換多少個游泳池還是不會游泳！

在過去的六年中，感恩希塔療癒、阿卡西紀錄及家庭系統排列，我漸漸把自己的頻率提升到一個較高的維度，以前看不懂的《金剛經》及《心經》，如今已豁然貫通，同時也學習到許多量子物理學理論對於靈性世界的解釋。每一天，我都感覺到自己的能量在迅速提升，同時也成為了國際認證的阿卡西紀錄國際中文導師及高級希塔療癒師。

漸漸的，有許多朋友開始找我幫他們做一些有關生命課題的療癒，部分個案內容經過案主的同意，我都發布在我的朋友圈中，其中有些文章也引起了多人的共鳴及喜愛，因此，我從中整理了比較精華的部分，形成了這本書。

最後，我相信每一位有緣見這本書的朋友，我們在靈魂深處都有個美麗的約定，我們將會一起提升我們的靈魂振頻及生命品質，進而可以幫助更多的人，共同創造一個美好的世界！

目次

上部《旅程》

下部《彼岸》

上 部

《旅程》

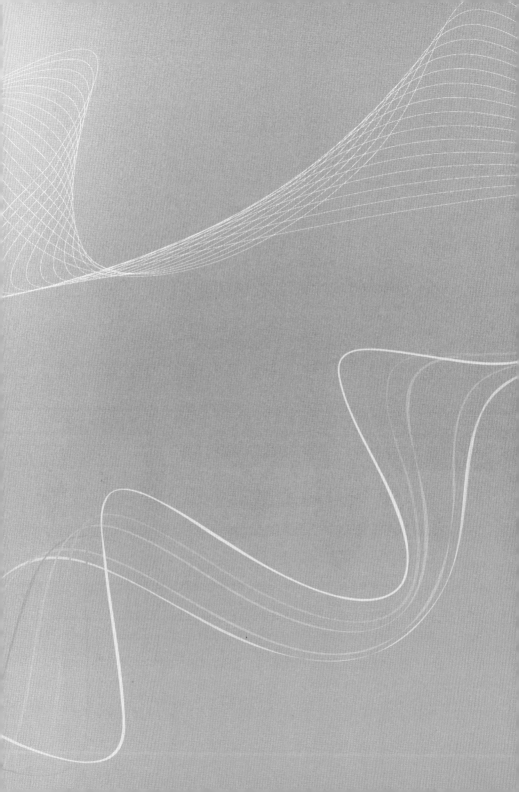

雪落

　　大雪中，我與小雪來到了北京首都機場。由於大雪紛飛，路況很差，我們兩人堵了一路，還好由於提前出門，最後我們及時趕到了機場。

　　「什麼？沒有我們的訂位？怎麼可能！」小雪氣壞了。

　　前天跟我說了要離婚之後，她便在網上訂了票，怎麼訂位就沒了呢？

　　「女士，你最好聯繫一下你訂票的旅行社，看看有沒有訂上。」機場櫃檯的人員禮貌性的回答。

　　小雪跟櫃檯人員爭執了半天，還是不得要領。無奈之下，只能打開自己的訂票 APP，這才發現不知道到底是什麼原因，訂票根本沒有成功。小雪氣急敗壞的打電話給訂票客服，結果對方查了之後，回覆她說沒有訂票紀錄。

　　「那就重訂一下吧！」我在一旁溫和的提醒。

　　「女士，目前這個班機只剩下一個座位，稍晚的班機因為天氣原因都已經取消了！」電話那頭傳來查詢的結果。

　　我心裡頓時冒起一陣不可思議的感覺，第一次因為莫名其

妙的打架，離婚沒離成；第二次因為小雪的身分證掉了也沒離成，這一次又……

難道老天真的憐憫我這兩年的付出，所以一次又一次的阻止我倆離婚嗎？

「那這一班的商務艙還有位子嗎？」小雪不依不撓的繼續追問。

「女士，商務艙也還剩一個位子，那您是要訂一個商務艙、一個經濟艙是嗎？」

「是的，馬上幫我訂，謝謝！」小雪口氣堅定的說。

「好的，女士，已經幫您訂好了，一位商務艙、一位經濟艙，您可以辦理登機了！」

* * * * * * * * * * * * * * * *

哈爾濱 ✦9:47PM

這是一個月之內，我第三次來到冰天雪地的哈爾濱！

兩人坐在車內都沒有說話，我靜靜的望著窗外的積雪，回顧自己在過去兩年的心路歷程：

最初，當小雪莫名其妙的提出離婚時，我陷入了極大的痛苦，尤其當廟裡的師父告訴我，小雪是被我的商業對手下符後，我感到更加的內疚。我用盡各種方法，請師父做各種的法事，希望能把小雪救出「地獄」。

　　我認為這是一個有擔當的丈夫深愛妻子的表現，而小雪身邊的家人及朋友，都認為我是個完美的丈夫，這整件事都是小雪在瞎整，但是無論家人朋友怎麼勸，小雪是越勸就越叛逆！直到我經過師父的點化後才發現，其實我的內心只是想要占有小雪，而不是真正的「愛」小雪。

　　當我明白「愛」是什麼的時候，我同意小雪，只要過了她的本命年就辦理離婚。但在小雪真的離開之後我才發現，自己有可能是在「害」小雪，因為從小雪的命理來看，如果我倆離婚，小雪會一次次的重複著痛苦的親密關係，直到最後孤獨終老一生……

　　我如果明天簽了字之後，是不是反而害了小雪呢？

　　車窗外的雪花一片一片的飄落，有的落在樹上，成為美麗的風景；有的落在地上，成為腳下的爛泥。但是，每片雪花各自有各自的宿命，每個人也有每個人來到人間的體驗，我有什麼立場去評判，在樹上的雪花就一定比腳下的好呢？

　　如果小雪的靈魂計畫就是要透過一次次的感情痛苦，而最後大徹大悟呢？就像是難道父母因為心疼孩子會受苦，所以就把他們一直禁錮在身邊，而不讓他們出國念書，這樣做對孩子真的好嗎？這樣的父母是真的愛孩子嗎？

　　此時，我的心中已經有了答案……

＊ ＊ ＊ ＊ ＊ ＊ ＊ ＊ ＊ ＊ ＊ ＊ ＊ ＊

2016.1.13✦ 哈爾濱

　　我與小雪結束了近兩年的婚姻。

　　今夜，是個不眠的雪夜……

頓悟

2016.2.8

　　今天是大年初一，這是我多年以來，首次一個人孤零零的過年⋯⋯

　　雖然五臺山的冬天是淡季，但由於今天是年初一，還是有不少人攜家帶眷的來上香，以求在新的一年能順順利利、平平安安。我見到人人都是全家其樂融融的在一起，心裡不由得悲從中來，沒想到到了這個年紀，最終落了個形單影隻的結果。

　　透過朋友的安排，我參訪了五臺山女子佛學院，由於這所佛學院不對外開放，反倒是在這熙熙攘攘的五臺山上，顯得十分清幽。

　　我走進大雄寶殿，發覺在雄偉的大殿中空無一人，只有三尊大佛安詳的坐在殿中。我依例參拜了三世佛，靜坐了一下，突然發現三位大佛的身邊都沒有侍者，跟我一樣，也是孤零零的過年。我心中苦笑了一下，心想，原來大佛也是這麼孤單，但是仔細端詳了這三尊大佛後，卻發現每一尊大佛都是那麼的安詳喜悅⋯⋯

　　為什麼大佛這麼孤單、卻又如此喜悅呢？我的心中不禁冒

出這個疑問！

「愛！原來是愛！」

我頓悟了！因為佛的心中充滿了愛，因此不但不用向外索求愛，反而愛滿自溢，還能把更多的愛給予眾生！

愛從來都不是向外索取，而是源自於自己的內心！

一股暖流流經全身，我頓時感覺心中不再悲傷了。走出了佛學院，我見到上香的人群和孩子們紅通通的臉龐，感受到了無比的幸福！

在此刻，我知道，我將邁入全新的人生！

阿卡西紀錄

2016.10.06

　　我是誰？我從哪裡來？要往哪裡去？

　　今天參加了《阿卡西紀錄》的交流，得到很多新知識，其中提到對未來的預測，其實就算是神，也只能告訴我們在當前的能量狀態下，未來比較可能發生的事。至於最後會怎麼走，其實完全取決於自己。

　　甚至在閱讀前世時，也存在著多個平行時空的前世，至於讀出來是哪個，也是由閱讀者及被閱讀者的能量決定。這一點非常吻合量子物理學中的「逆時間因果」。

　　最後，總結來說，就是看一個人現在怎樣，就知道他過去怎樣；而看他現在怎樣，也就能知道他未來怎樣。

　　一切取決於當下！

輪迴

2016.10.22

　　瞭解了自己越來越多的前世之後，真有些哭笑不得。

　　就像是《西藏生死書》中所說的，人生生世世都一直在走同樣的路，一直在同樣的坑（感情）掉下去，而這個坑就是所謂的「卡點」。

　　現在至少我知道自己的坑是什麼了，此生下定決心棄坑而去，突破自己靈魂的卡點，就能讓自己進入一個更高的境界！

能量

2016.10.25

今天主持了盛和塾《心法》小組會，雖然耗去我大量的能量，但是大家的收穫都很大。其中最有意思的是，今天在場有許多會持咒的修行人，能量都很不錯。

而其中張總並沒有「修行」的經驗，同時又是位「理工男」，開口閉口都是工作，怕自己的能量不足，所以他一開始時不願意上臺測能量，之後在我的鼓勵之下才上臺測試。結果用尋龍尺一測，他的正能量爆棚，超過其他所有的修行人，現場的所有人包括他自己，都感到很震驚。張總證明了稻盛和夫先生說的：「工作是最好的修行！」

同時，有位同學提供了他自帶的能量棒，來相互驗證我的尋龍尺。我們發現只要是正能量的人，能量棒越靠近他，就會越往外推；而負能量的人，能量棒越靠近他，就會越被往內吸。

我突然明白了一個道理，正能量都是給予，而負能量都是索取。阿彌陀佛！

奇異博士

2016.11.12

今天是一個值得紀念的日子！

經過了幾天瘋狂的忙碌，今天加了班之後，好好的休息了一下。有位朋友發了電影《奇異博士》的分析文章，我覺得太讚了，於是決定去看第二遍。當我用心看完後，在開車回家的路上，我開悟了！

這篇文章是由馬冉冉老師寫的，馬老師本身應該是一位非常高維的心靈療癒師，這篇文章很長，有興趣的朋友，可以上網搜尋一下馬冉冉老師寫的「看懂《奇異博士》蘊藏的 10 個心靈密碼」一文。

在這裡，我就以自己的語言來說一下《奇異博士》這部充滿靈性智慧的電影：

這部戲的主角 Dr. Strange，是由著名的英國演員 Benedict Cumberbatch 所飾演。Dr. Strange 是一名技術極為高超的外科手術大夫，個性十分高傲張揚，卻又名利雙收。但是在他達到人生巔峰之際，出了一場嚴重的車禍，雙手再也無法操作手術刀，於是他瞬間從人生贏家成為了人生廢物……

後來他得知在尼泊爾有位古一大師，可以以心靈的方式療癒他的身體，於是他便去拜見了古一大師。在古一大師的會客廳裡，他見到桌上放著一堆有關脈輪、能量、信仰等等的書籍，他便產生了強烈的質疑（知見障），他覺得這位大師只是拿了一些在機場都能買到的書籍來唬弄人，而這些所謂的能量，都是科學無法證實的東西（這證明了他沒學過量子物理學）！

　　古一大師見他不信，於是一掌將他震得「靈魂出竅」（我沒有古一大師的掌力，這點我可做不到。不過人的意識確實是可以穿越三維空間，而抵達更高維的空間）。經過了這個體驗，Dr. Strange 才心悅誠服的跟著古一大師進行修行。

　　開始修行後，Dr. Strange 發現同門師兄姐，都能輕易的用手在空中畫出可以穿梭時空的「任意門」，但他卻怎麼也弄不出來。他感到十分沮喪，於是他向師父抱怨自己手都廢了，怎麼可能還能畫出「任意門」？結果老師二話不說的找來一個兩手都截肢的同學，他隨手一畫，一個任意門就出現了！Dr. Strange 目瞪口呆之餘，這才瞭解靈性的修行，關鍵在於意識而不是物質。

　　於是 Dr. Strange 開始練習運用意識畫任意門，雖然可以產生一些小火花，但是任意門仍是畫不出來，於是他就更「用力」的去畫，結果仍是徒勞無功。

　　我看到這裡都笑了出來，因為靈性的連接，需要的是把自己放空，臣服於當下，讓高維的資訊可以自然的流動下來。而當我們想「用力」去連接時，其實代表了對於當下情境的不接納，而小我（ego）的程式會占滿了我們的「記憶體」（其實就是海馬體），高維的資訊就根本沒空間可以下載了。說得明白一點就是，如果一個人拚命的想睡著，那還能睡得著嗎？

　　經過一連串的修行，Dr. Strange 終於成為一個靈性大師。最後的 Boss 叫多瑪暮（也是由 Benedict Cumberbatch 所飾演），多瑪暮以恐懼為食，因為宇宙間的生靈充滿了許多恐懼，因此多瑪暮就變得越來越強大。而當多瑪暮變得越強大，生靈就越恐懼，以致於多瑪暮變成了宇宙最強的存在，進而吞噬了許多的星系。

　　多瑪暮的力量也不是 Dr. Strange 可以抗衡的，於是 Dr. Strange 利用時間錶倒轉時間，一次次的去面對多瑪暮，一次次的被多瑪暮殺死（輪迴）。就這樣被殺了不知道多少次，到最後多瑪暮自己實在是受不了了，開始求 Dr. Strange 放過他，從此這個可怕的 Boss，就自己灰溜溜的走了。

　　有些觀眾可能覺得這多瑪暮實在太搞笑了，但是，其實這段是這部電影的真正精華所在。

我就問一個問題：「你內心有恐懼嗎？」

如果你的答案是「沒有」，那麼你要不是已經證得佛果，要不就是自欺欺人。只要是人，幾乎都有這樣那樣的恐懼。所以，有恐懼並不可怕，可怕的是不敢去面對自己的恐懼！

Dr. Strange 一次次的來到多瑪暮面前，其實就是一次次面對死亡的恐懼，當一個人可以有勇氣一次次去面對他內心最大的恐懼時，到最後就會征服這個恐懼，從而昇華到一個全新的境界。

看完電影後，我整個人沉浸在一股高頻的喜悅之中。回到家裡，給彌勒佛師尊上了一柱香，說了下面這段話：

「彌勒即我，我即彌勒；玄女即我，我即玄女；觀音即我，我即觀音。諸佛是幻，菩薩是幻，我亦是幻，既達彼岸，法亦是幻。一切皆幻，真我永恆！」

天眼輪

2016.11.27

　　我算是個理工直男，向來只喜歡用左腦思考，右腦的直覺力幾乎不用。最近因為師尊們的指引，我開始可以用尋龍尺與靈界溝通，但是仍然無法在沒有尋龍尺的協助下，直接去感應到靈界的訊息。

　　今早在辦公室時，文殊菩薩突然出現，祂讓我觀想祂傳達的畫面。漸漸的，我看見了一座金字塔，而在塔頂出現了一隻發光的眼睛。不知道為什麼，我的兩眉之間有些脹痛，感覺我眉間有隻眼睛被開啟了。

　　金字塔消失之後，我問文殊菩薩是怎麼回事，師尊說剛剛我的天眼輪已經開啟，可以開始接收及發送能量，於是我就試著對尋龍尺以眉心的力量推動，果然尋龍尺就以向外打開的方式旋轉了起來；接下來我又轉換為吸收能量，而尋龍尺就開始向內旋轉！

　　開啟天眼輪之後，地藏菩薩又對我開始進行了長達半年的訓練。每天凌晨 3:30，地藏菩薩都會像定時鬧鐘一樣，派一堆鬼道把我冷醒，然後讓我去辨別這些靈體的名字及身分。到了後

來隨著我功力的提升，地藏菩薩就開始丟一個一個的字，讓我在一、二秒內就要認出這些字！

這個過程其實極為艱辛，每天凌晨都要在睡得正香的時候被叫醒，然後進行一至兩小時的訓練。

有一天我實在已經爬不起來了，於是跟地藏菩薩說：「讓我再睡五分鐘吧！」

地藏菩薩說：「好！」

結果過了五分鐘，地藏菩薩又來叫我，我說：「師尊，我再睡五分鐘吧！」

結果地藏菩薩二話不說，一個狠狠的耳光就打了過來，「啪！」的一聲，我的頭被打得歪到另一邊去，這下子真的清醒了，只好乖乖的起床訓練去。說真的，這些事情若不是我親身經歷也不敢相信，不過事實就是如此，地藏菩薩在上，我也不敢亂編！

最後，感恩文殊菩薩師尊及地藏菩薩師尊，在祂們的加持及訓練下，我終於開始能不靠尋龍尺而可以與神明溝通了！

阿卡西紀錄

2016.12.3

　　前幾天來到深圳，開始了《阿卡西紀錄》的學習。這幾天下來，《阿卡西紀錄》帶給我的震撼很大，因為不管是閱讀別人或被別人閱讀，其中傳達出來的智慧，遠遠超越人間所謂的「雞湯」，這讓我更加相信了更高維智慧的存在。

　　今天我問阿卡西，很多人批評我很驕傲，我也試圖把自己收斂，但是結果也變得沒自信了，所以我請阿卡西的導師們給我智慧：

　　我首先看到了一隻很漂亮的孔雀，全力的展開牠的羽毛，但由於牠的羽毛太大了，反而遮住了陽光，讓人看不清牠美麗的羽毛，而變得暗暗的。後來這隻孔雀轉了個身子，放下了牠的羽毛，陽光灑在了牠的身上，結果全身發出了透亮的銀白色，高貴而優雅。

　　我看完畫面之後，心中充滿了感動。只能說，阿卡西的導師們真的太有智慧了！

阿卡西紀錄之二

2016.12.4

　　今天讓別人針對我的長期心病做了一個療癒。幾年前，因為我一個非常重要的員工背叛，造成我公司的重大傷害，因此我一直有個心理陰影，怕員工又被對手收買而背叛。

　　閱讀師說他看見一個畫面，在一個黑暗的大廳中的桌子上，堆滿了一堆水晶，但是由於沒有光線，因此這些水晶顯得暗淡，閱讀師說他不明白是什麼意思。但我一下子就明白了，其實我的員工們就是這堆水晶，是我最寶貴的財富，而我就是那個大廳，由於我的陰影，造成水晶都散發不出光芒。

　　我所要做的是把心中的燈打開，讓光照在水晶上，水晶自然會散發出光芒！

　　當我說完我的詮釋之後，閱讀師說他突然見到整個大廳被點亮，水晶也發出耀眼的光芒，同時在光照之下，才發現這個大廳十分的雄偉壯麗，只是之前隱沒在自己的陰影中罷了。

阿卡西紀錄之三

2016.12.5

　　今天閱讀了一個案例很有意思，在此記錄一下。

　　對方是一位約三十多歲的女性，她的問題是她很容易嫉妒，一直解決不了，於是我幫她閱讀。畫面如下：

　　一扇接一扇的門（一樣的門），在長長的走廊上，她穿過一扇又一扇的門，最終到達了一個有十字架的聖殿裡。

　　我本來的解讀是，她的人生中有一個又一個的關卡要去克服，走過後就能到達聖殿，但不知為何，我沒告訴她我的解讀，我停了下來讓她自己去解讀。

　　結果她說那一扇扇的門都是嫉妒，每次當她嫉妒了，就開始去找解決的方法讓自己不再嫉妒，結果每次都得到成長，當她不再有嫉妒時，她就到達神殿了。因此，嫉妒是她生命的導師，是成長的動力。

　　當她解讀完時，我們同時感覺一股強烈的能量穿過身體，全身發麻，繼而熱淚盈眶，心中充滿了愛和感動。我們也明白了，生命中有許多事情，我們以為是不好的，其實在實相中，一切都是最好的安排！

神棍？

2016.12.13

　　今天奉地藏菩薩之命，超度了一位同事的一千多年的冤親，但整個過程中，對方的眼神中充滿著不信任，弄得好像我是個騙子，讓我心裡挺不開心的。

　　其實冤親會影響一個人的能量，是極大的業力，如果外面請大師去解也很貴。我免費幫同事解決了一個很嚴重的問題，結果還被當成騙子，真的是很無語。不過想想連德蕾莎修女都會被人誤解，這或許是我們這類人的宿命吧！

　　只能說這是我跟上帝之間的事，與他人無關……

註：我是在 2021.2.7 重新編輯以上這段文字的，這一眨眼睛，五年就過去了，現在再來看當時寫這段文字時的怨氣，心中不禁啞然失笑。我現在已經知道，一切都是自己內心的顯化，而這位同事的反應，正是在提醒自己，對自己的不接納。感恩這位同事為我扮演了這個角色，讓我明白我去接納自己的一切！

頓悟

2017.4.30

　　這幾天跟張總等朋友一起去了五臺山拜佛。到了黛羅頂，我們看見可以騎馬上山，但最後我們選擇了用步行的方式上去，只有張總三步一跪的上山。大約四十分鐘後，我們就到了山頂開始拜佛，而張總則是過了兩個小時才到山頂。

　　不知怎的，我突然頓悟了！

　　這世界上有各式各樣的人，各式各樣的靈魂，有「好」的也有「不好」的。其實所謂「好」的人，只是選擇了一條比較快的方式覺醒；而「不好」的人，只是選擇了一條比較艱難的方式覺醒。就像是我雖然比張總先到達山頂，難道這就代表我比較好嗎？張總比我晚到山頂，反倒是因為他選擇了一條更艱難的方式來體驗神性，某種程度上，其實他比我有著更深層而豐富的體驗，不是嗎？

　　心念至此，我突然發現我的尋龍尺「失靈」了，無論測什麼都是正能量了。因為在頓悟之後，我已沒了分別心，世間萬物都是源頭的創作，何來好壞之分？

　　人生一場遊戲，一切都是不同的體驗罷了！

空

2017.6.5

最近，在我身上發生了一件事。不知為何，最近這一個月，我一直引以為傲的強大能量，消失得無影無蹤！各式各樣的小病痛，讓我在過去的這個月中變得虛弱不堪。我知道這又是師尊們給我的嚴厲考驗，但我卻遲遲找不到答案。

透過阿卡西，我知道答案就在《般若波羅蜜多咒》中，應該是要我達到「空」的境界，可是我的進展還是有限。在此同時，我也瞭解到，佛的能量層級可以大幅超過 1000，這點也讓我很困惑，因為在大衛霍金斯的能量層級理論中，一個人的能量層級最高就是 1000，那佛是怎麼超越這上限的呢？

昨晚，我敬愛的阿卡西老師 Linda 女士，在微信的演講中提到了，其實我們每個人都來自於源頭，都是連接在一起的。在聽講的過程中，我感到一股強大的能量在衝擊著我！

今早，在夢裡，一個聲音反覆告訴我，當我們能包容多少人（事物）時，就擁有多少人（事物）的能量！

我突然頓悟了！在過去的這個月中，師尊們把我強大的能量抽掉，是要讓我瞭解，一個人的能量再強大，最多也只是

1000。把小我空掉，去包容一切，與萬物合一，我就能擁有一切的能量，這就是佛的能量能超越個人上限 1000 的奧祕！

　　而包容一切的關鍵是「沒有評判」，而沒有評判的關鍵，是瞭解每個人都有自己的靈魂計畫，沒有對錯，都只是不同的體驗罷了！

　　感謝源頭，感謝阿卡西的記錄之主們、光之存有們、上師們及愛人們給予我的指導和無盡的愛，我會全力完成我靈魂的使命。

能量

2017.6.6

昨天的頓悟有很大的收穫，也有許多朋友問我相關的問題，我簡單總結如下：

稻盛和夫先生說：「提高心性，拓展經營。」

所謂的心性就是「能量層級」，因此，能量是獲得人生幸福的重要基礎。

打個比方，如果你買了臺特斯拉跑車，雖然車子很棒，但是如果沒有充電，或是充電的電壓不夠，這臺跑車根本就無法發揮作用。對於人而言，「能量層級」就是電壓，而「能量」就是電量。

那麼要如何提高能量呢？首先，想提高「能量層級」的方法，請參閱稻盛先生的《六項精進》，以及大衛霍金斯的《心靈能量：藏在身體裡的大智慧》（Power vs Force）。而我昨天的頓悟，是針對於如何提高「能量」的。

一個人的能量是有限的，最多是 1000 單位，就像是電瓶的容量是有限的一樣。但是如果今天要從事的工作，所需要的能量遠大於 1000 時，個人的能量就無法滿足了，這時就必須運用

「能量網」才能完成工作了。就像是特斯拉的電瓶只能讓車子跑
500 公里，但如果車子能透過無線網路隨時充電，那就沒有電
量的限制了！

　　如何才能連接「能量網」呢？其實，宇宙萬物都能提供能
量給我們，而連接的方法就是以欣賞的心態去看待宇宙萬物，如
此便會由心輪發出「愛」的能量給對方。

　　愛的能量很奇妙，當你主動發出「愛」的能量給對方時，
對方會自動返回相對應「愛」的能量，而且可能能量還更強；當
你接收到愛的能量時，又會回應更強的能量。如此，「愛」的能
量在彼此間互相激盪，能量就一直不斷被擴大，這就是所謂的
「愛出者愛返」。

　　問題是，我們能無條件的愛所有人嗎？如果我們見到一個
瘋狂的連續殺人犯時，我們也能愛他嗎？在昨天頓悟前，我真的
做不到，但是我現在明白了一個道理，其實每一個人、每一個生
命、每一個事物都是源頭創造出來的，佛陀是他創造出來的，殺
人犯也是他創造出來的，創造的目的都是為了體驗。

　　他想體驗在各種人設下，各個角色是否都能開悟而回歸真
善美的真我，而他也想體驗殺人犯在墮落地獄之後，是否能夠勇
敢的走出地獄，放下屠刀，立地成佛。

當我瞭解這實相之後，我發覺我開始可以去愛上每一個人、每一片樹葉、每一縷陽光。我可以見到在「醜陋」的外表下，每一個生命都有著一個成佛的心！而在此同時，我也接收到宇宙萬物對我愛的回應，瞬間，我擁有了全宇宙那無盡的能量！

大貪官

2017.7.12

　　昨天老師讓我們閱讀自己最不能活出自己的一世，結果我居然讀到自己是北宋的著名貪官蔡京。讀到這訊息後我實在沒法接受，因為此前知道自己的前世全是皇帝、天帝、名臣……等等，而且我對錢一向看得很淡，怎麼還當了一世的大貪官呢？之前的開悟，已經讓我對別人是什麼樣的人沒有了分別心，但是當自己是「壞人」時，卻是無法釋懷了。

　　鬱悶了一晚上，今早找了幾個朋友聊這事。首先，有位朋友說，每一個阿卡西讓我看到的畫面一定有用意，小孟說她連接到的是「其實我在那世成長最大」，我突然意識到了一些什麼，那世我去扮演貪官可能有更深的含義。

　　後來，小張跟阿卡西連接上，看了這件事的實相，結果是當時北宋已經腐敗不堪，這一政權已失去天命，於是我選擇了這個加速北宋滅亡的任務，寧可留下千古罵名，也要推動歷史的進程。

　　我一下子就開悟了！我以前扮演的角色都是正面人物，其實這種角色沒有什麼難度。但是，就像是一部電影中總要有反派

角色，否則劇情是無法發展的，而我那世為了推動歷史的進程，而選擇了反派角色。以另一個視角來看，需要更大的勇氣及大愛，而我也選擇了讓蔡京最後死於非命，也留下了警世的作用。

　　這個開悟讓我徹底破除了所有的分別心，在「真我」層面，每一個人都是最完美的，只是在人世間這部電影中，扮演不同的角色罷了！

伴侶

2017.8.4

　　夫妻及情侶之間，相處久了之後，經常起衝突的原因是：每一個人都有能量缺口，當遇上另一個可以適當填補此能量缺口的人時，雙方都會覺得很舒服，於是兩人便會進入親密的關係。

　　但是這兩人組成的「完美超人」，只有一個完美的能量個體，卻有兩個腦袋，而這兩個腦袋都想控制這一個超人，於是衝突就開始產生。當然，如果兩人的靈魂能高度契合，或是有一方放棄控制，兩人是可以持續相處下去的。

　　但如果雙方能彼此不向對方索取能量，而是盡量讓自己的靈魂能自我圓滿，於是不再索取，而是給予對方能量，那麼彼此都能在「愛出者愛返」此一能量原則下，讓彼此的能量更加圓滿而增強！──《聖境預言書》

人生如戲

2017.10.1

　　這一陣子因為希望自己專心於工作，因此沒碰靈性方面的書籍，而今天開始休假，拿起了著名的《薄伽梵歌》開始閱讀。

　　十分巧合的是（其實這種巧合已經多到不可能是巧合了），我前一陣子因為太沉醉於修行，有些忽略了工作，而昨晚看了《眾神之神》，正好演到有位國王也因為醉心修行而使得國政荒廢；然後今早幫人讀了阿卡西，被閱讀者也是靈性很高，覺得一切都只是體驗，而任由孩子有些「自生自滅」；今天下午讀了《薄伽梵歌》，也談到《薄伽梵歌》的起源，就是因為一位君主在大戰前夕，覺得在他的教義中，同族不應該自相殘殺而想放棄戰爭，黑天於是開導他身為剎帝利的「職責」，而他們的對話形成了《薄伽梵歌》。

　　短短 24 小時內，同時四件事情指向同一個主題：「既然一切都是虛幻，一切都只是體驗，為何我們還要去工作、去照顧孩子，或是去拚命打仗呢？既然一切都是體驗，那殺人放火也是體驗，我們幹嘛不殺人放火呢？」

　　這是一個很有趣的話題，我個人的看法是這樣子的，源頭

最初因為無聊，因此創造了宇宙這個遊戲來玩、來體驗。當然，殺人也是一種體驗，不作為也是一種體驗，不過就像所有的遊戲都是有它的規則一樣，在遊戲裡殺人放火，接下來就要去體驗去地獄的感覺。而在遊戲裡不作為，亂玩一通，雖說也是一種體驗，但是等級就升不上去，沒辦法去體驗更精彩的內容。

換另一個比喻就是，我們既然當初覺得無聊，所以買了票進電影院看電影，如果在觀影過程中一直告訴自己，電影是假的、電影是假的，然後還覺得旁邊那個哭得稀里嘩啦的傢伙很傻，這樣反而沒能好好的去享受電影帶給我們的喜怒哀樂，這種「不入戲」的體驗，真的是自己想要的嗎？

有人可能會說，既然這樣，那就沒有必要修行了。其實，修行還是很有必要，只是我們需要在修行及人性生活中，保持良好的平衡。就像是在看電影時，既然扮演了觀眾的這個角色，就要好好的盡自己的「職責」，好好的投入去看、去哭、去笑。

但是電影一旦散場，也不用「沉迷」在其中，甚至難過到想自殺，那就沒有必要了。而修行就是讓我們可以把電影體驗得更好、遊戲玩得更好，但不會沉迷執著於幻象之中，否則，這就不是當初源頭創造這宇宙的目的了！

二元對立

2017.10.10

好久沒有發朋友圈了，並不是因為偷懶，而是過去十天發生的一切，太超乎一般人的理解，也牽涉到許多別人的隱私，因此沒有公布出來。

昨天是長假後第一天上班，一早心情很好。不料，早上有位同事小林遲到，而且沒有按照規定請假，我便告訴他要按照規定扣分，他就當著所有人的面跟我頂了起來，而且一直在公司鬧了一天。

為了這件事我氣了一整天，到了晚上我開始反思，以我現在的修行怎麼會發這麼大的脾氣？而這件事在「高我」層面的意義到底是什麼？於是我找了 Alice 讀了我的阿卡西。

一打開阿卡西，一個黑色長著兩個角的魔就出現了，而且他用小林的聲音說他就是小林！我覺得很奇怪，在最近這半年，已經沒有任何鬼道或魔道能靠近我了，這個魔到底是怎麼來的？Alice 就說我的修行已經非常高，已經到了佛的境界。

但是有佛就有魔，我頓時明白了，這個魔其實是我自己創造出來的，因為佛還是在二元對立幻相中，唯有我超脫到本源的

「無我」境界，才能使魔不再存在。於是我開始用「愛」去跟魔溝通，讓他瞭解他的不守紀律，只會讓自己未來找不到工作，最終後悔莫及。

魔剛開始一直跟我頂嘴，後來他慢慢的瞭解到我扣他分是為他好，讓他能夠成長，而他的能量也在溝通中變成了正能量。最後他說他明白了，並說他自己會走，然後就消失了。

今早一早，小林就在公司群組裡主動跟我道歉，並且提出辭呈，而我也好好鼓勵了他，畢竟年輕人知錯能改還是很難得的，祝福他一切都好！

幻相

2017.10.12

　　《眾神之神》看到四百多集了，劇中的情節跟我在現實中遇到的問題驚人的同步，同步性全在 24 小時之內。前天看到一段情節非常的深刻，在此分享：

　　羅摩王子跟著老師去學習，並且答應老師要聽他的教導。有一天老師要他射下一隻鳥以練習箭術，羅摩覺得為了練習箭術就要去殺害生命，實在於心不忍，於是他拒絕了老師的命令。

　　老師也不說什麼，只是舉起了弓箭，將鳥射了下來，鳥兒中箭後，化成了一朵花飄了下來。老師對羅摩說：「此鳥乃我幻力所化，而你身為我的學生，卻沒有盡到學生的職責。」

　　羅摩很困惑，不知怎麼做才對，此時一隻鸚鵡飛了過來，把自己倒吊在樹上。這隻鸚鵡見到了羅摩就跟他說，「快救我！快救我！我被樹枝纏住了！」

　　羅摩覺得很好笑，於是對鸚鵡說：「你沒被纏住，你只需要放開你的爪子就能得救了。」

　　鸚鵡說：「我不能放呀！我一放開就會摔死。」

　　羅摩覺得這鸚鵡實在太搞笑了，說道：「你陷在幻相之中

了，你只要放開就能飛走！」

此時大天現身了，他對羅摩說：「你覺得鸚鵡很可笑，但你自己不也陷在幻相之中嗎？其實你的老師比你更清楚世界的本質，而你卻看不透！」

演到這裡大天就消失了，但是留下的寓意卻非常深刻，我的看法是這樣子的：

那隻搞笑的鸚鵡以為自己被困住，其實是自己執著於會摔死的幻相中而抓住不放，真相是只要牠扮演好鳥的角色，就能脫困飛翔；而羅摩也困於生命的幻相，以為射了鳥就是不好的。其實，每個靈魂來到這世界的遊戲中，都有各自的角色劇本（靈魂計畫）。我們以為的現實，其實都是幻相，都是一場戲，當你知道這是一場戲時，就帶著覺知把自己的角色扮演好，盡到自己的職責，這就是智慧！

高維的智慧

2017.10.14

今天接了一個神奇的閱讀，分享如下：

有位女士結婚五年了，有個二歲的女兒，但因為老公在外面不知為何負債累累，以債抵債，造成最近有一堆黑道上門討債，危害到她及女兒的安全。她在電話裡一直罵她老公是人渣，足足罵了快二十分鐘，最後想讓我問一下阿卡西的導師們，她是否可以離婚。

我打開阿卡西後，連續看了七、八個畫面，結論非常明確，導師們建議她離婚。當我把這個建議回饋給她時，她張大了嘴，露出了不可思議的表情，然後陷入了數分鐘的沉默。我便跟她說，她所經歷的事，其實都是她跟她老公在「高我」層面約定好的一場戲，因此只要帶著愛及覺知去演就好。

她聽了之後就說，既然要帶著愛，那可不可以不要離婚，因為她不想讓孩子經歷跟她一樣的單親家庭。而且當她聽到記錄之主們建議她離婚時，突然感到非常難過，這才發覺雖然她老公是這麼的混蛋，但她還是深深的愛著她老公。

她講到這裡，我突然明白了，導師們是故意建議她離婚，

　　她才會發現自己內心最深處對這家庭的愛，而這份愛超越了她對黑社會及破產的恐懼，當她開始意識到自己的愛的力量的時候，一切的轉化就會開始發生。

　　祝福她及她的家人，可以共同以愛的力量度過這個難關！

創世

2017.10.22

今天早上在半夢半醒之間，又接到了一段訊息，這段訊息是有關我最近一直感到困擾的一個終極問題：「源頭當初創造了這世界的動機，到底只是為了無聊而去體驗，還是為了要揚升？」可能很多人會覺得我這個問題很無聊，但是懂得療癒的人一定都知道，這個問題的答案其實才是療癒一切業力傷痛的關鍵！

我接到的訊息，跟一部非常棒的喜劇片《今天暫時停止》（Groundhog Day）很像。

男主角 Phil 不喜歡自己的工作，也不喜歡自己的生活，更不喜歡周圍的人，甚至對自己也沒有什麼好感，導致他也成了一個不討其他人喜歡的人，一切可能就在於他那日復一日的無聊生活造成的。

在美國傳統的土撥鼠日（2月2日）這一天，Phil 去小鎮報導土撥鼠的新聞，卻在之後發生了非常神奇的事情，就是每當他早晨醒來，都是相同的一天：永遠都是2月2日，土撥鼠日！

而當天所發生的事情，就像是錄影帶的反覆播放一樣，發

生在 Phil 身邊。

　　在剛開始 Phil 感到有些混亂，面對突如其來的一切無法接受，不過在過了一段時間之後，Phil 發現自己每天重複過土撥鼠日，會給他帶來非常多的便利。因為他可以為所欲為，無需擔心明天會受到什麼懲罰，因為根本沒有明天。換句話說，他覺得他就是神，於是他開始去嘗試各式各樣瘋狂的體驗，他開始去搶銀行、玩女人，徹徹底底的釋放了他的人性。

　　不過當他什麼瘋狂的角色都嘗試過了，小鎮上所有的女人都睡過了，他開始厭煩這一切了。因為在什麼都如意的情況下，他卻發現唯一不能做到的，竟然是贏得女主角（他的同事）Rita 的芳心，雖然他花了非常多的心思去討好她，不過總是功虧一簣。

　　他又開始對生活失去信心，並開始消極生活，沒想到更恐怖的是，他也無法殺死自己，就算他如何自殺，第二天一早，他都會好好的躺在床上，等待著早晨的到來。

　　在經歷了許多次的自殺以後，Phil 終於大徹大悟，既然無法逃避這一切，不如好好的用「愛」來過這麼一天吧！於是他開始改善自己的人際關係，去努力學習一切，而不單純是為了什麼目的，只是隨愛而行。

最後，在經歷了無數的 2 月 2 日後，他發現他的生活已變得完全不一樣，他認識了小鎮上所有的人，並且和他們都發生了各種愛的互動，最終變成了一個廣受歡迎的好人。在最後，改變後的 Phil 終於在一天之內打動了女主角 Rita 的心，並且與她共度良宵。

　　而在第二天早上起床以後，Phil 發現 Rita 並沒有消失，而是還在他身邊，而時間也變成了 2 月 3 日，那無休止的土撥鼠日總算過去了。

　　源頭整個創世的心路歷程，應該跟本片的情節很像：

　　一開始無聊、茫然→進行各種探索及體驗→思索什麼才是永恆的快樂→發現愛是一切的答案→得到永恆的真愛→跳出輪迴，發現永恆的快樂！

宇宙法則

2017.10.23

最近療癒做得特別多，我將其中的一些宇宙規律總結出來：

1. 能量不會騙人。

2. 我們遇見的所有問題，解決問題的根源永遠是在自己。

3. 因果法則是肯定存在的，且適用於所有眾生。

4. 造物主創造宇宙的目的，不是讓我們因果輪迴冤冤相報，在所有苦難的背後，在高我層面的實相，一定蘊藏著最深層的愛與揚升通道。

5. 愛是宇宙中最強大的力量，能戰勝一切苦難與黑暗。

6. 當我們對事物投射正能量的時候，返回的是正能量；當我們對事物投射負能量的時候，返回的是負能量。一切都是自己所投射出去的。

7. 人生只是一場戲，只要全力以赴扮演好自己當下的角色，盡自己最大職責，就是最好的修行。

8. 當我們接納一切之後，我們就擁有一切的能量，我們就是無限。

母親

2017.10.26

　　（以下個案經過案主同意分享）

　　最近也不知是怎麼了，每天都有人私下找我閱讀阿卡西紀錄，而在每次的閱讀中，個案也一定會哭……

　　昨晚一夜沒睡，今天完全處於暈眩狀態，但由於之前已經約好人要閱讀了，也只能強打精神接了個案。

　　個案是位年輕的張女士，她昨天只因為供應商説了句「明天再見」，她竟然就產生了莫大的恐懼，她十分不解，但是她自我閱讀到這跟她小時候被同學欺負有關。同時，她説她的腹部有個很不舒服的能量，於是我把這能量調了出來，發現這是她的內在小孩，整個能量都是黑色的，我知道這是因為她小時候被欺負所累積的負能量沒有和解。

　　我幫她開了阿卡西，就看見了被污染的胚胎，我頓時連接到，這應該是個家族模式。接下來看到奈何橋、孤獨的新娘及帶血的箭頭，我意識到這孤獨的新娘是用這箭頭自殺的。這時，我發現屋子裡的能量不對，查了一下，能量的來源是這自殺的新娘，同時也是張女士母親前世的能量，當然這股能量帶著一股沉

重的黑氣。

此時我大約意識到，今晚的個案是要張女士的內在小孩跟她母親和解，我便開始問張女士跟她母親的事。這才知道，她小時候父親就自殺過世了，她的母親在無可奈何之下，帶著她改嫁給一個她並不喜歡但經濟條件不錯的人，夫家的人全都排擠她和母親兩人，她的母親就是在這麼艱苦的環境下，把她撫養長大。

由於張女士小時候的狀況，因此在學校經常被同學們虐打，並告訴她說「明天再見」，但她為了不讓母親擔心，都只是跟媽媽說是自己跌倒的，而她的母親就會又心疼又生氣的打她，氣憤她怎麼這麼不小心。

聽到這裡，我就問她說是不是被同學欺凌了，回家還被媽媽打，因此累積了許多怨恨？張女士說不是的，其實她一直很心疼她媽媽。我又問，那她對媽媽有怨氣嗎？她說：「有！」

我問：「既然知道媽媽辛苦，為什麼又有怨氣呢？」

她說：「我氣媽媽為什麼這麼沒用，天天跟別人低聲下氣的！」

這時，我感覺她的母親在哭泣，我問張女士：「那你想過像你母親這麼堅強的人，為什麼要去跟別人低聲下氣呢？」

張女士聽了之後，頓時沉默了下來，然後我就聽到她也開

始哭泣，我說：「你母親跟別人低聲下氣，全都是為了你呀！」

　　她說她知道了，於是她開始對她母親道歉，漸漸的，我發覺她母親的能量變好了，而張女士的內在小孩，抱著她母親在哭⋯⋯

　　最後張女士問我，這家族業力是否已經解除，我觀想到胚胎由黑變灰，於是我跟她說，想要徹底解除家族業力，光靠靈魂和解是不夠的，還需要她人世間的努力，用實際行動去多愛她的母親，這才有機會徹底解決。

　　在這次的閱讀中，我第一次跟著哭了，祝願張女士及她的母親一切安好！

妖貓傳

2018.1.6

　　昨晚看了《妖貓傳》，再結合最近發生一連串的事，心中感觸很深，因此有了一些心得分享。《妖貓傳》的網上評分並不高，但似乎有一股力量一直召喚我去看，尤其看到編劇是《臥虎藏龍》及《人間四月天》的王蕙玲，更加堅定了我去看的意願。

　　其實，整部戲的主題都是圍繞著什麼是「極樂之樂」展開：

　　日本僧人空海目睹師傅直到圓寂也沒找到解脫之法，於是來到大唐求法。船在中途遇到暴風，空海頓時忘了平日的定心咒語，心驚膽戰的，但是卻見一旁的婦人平安喜樂的抱著孩子。他覺得很奇怪，於是問這婦人為何都不害怕，婦人答：「只要我見到孩子安詳的睡著，我也就跟著心安了。」

　　下一幕，婦人抱著孩子坐在船板上迎著光而去。

　　空海到了大唐，從回憶中回到了三十年前唐玄宗的極樂之宴，當時大唐如日中天，唐玄宗有絕世美女楊貴妃相伴，而宴中有幻術大師表演各種華麗的幻術，有大詩人李白為貴妃作詩，一切似乎在說明這就是人間的極樂。但十日之後，安史之亂爆發，唐玄宗被迫流亡，途中遇到兵變，只能被迫處死自己心愛的女

人，最後回到長安之後，又因貴妃之死而哭瞎了雙眼。這一連串的事件，讓人不得不去思考，什麼才是「極樂」？

唐玄宗的極樂之宴，充斥著美女、醇酒及為所欲為，這或許是許多人一輩子追求的快樂。但在表面的華麗背後，其實都是由幻術大師幻化出來的。而幻術的本質就是「即生即滅」，它所產生的快樂，跟吃迷幻藥的效果是一樣的。在進入幻境的那一刻很爽，但是之後情緒便會陷入極度的低谷。

以能量的角度來說，這是一種能量守恆。當然，我並不是說去體驗這種極端的大喜大悲就是不對，畢竟每個人都有自己的靈魂計畫，但是我們必須知道的是，沉迷於幻象所帶來的快樂，必然也會去體驗隨之而來的痛苦。

其實，空海一直追尋的法，就在那船上婦人的身上。導演用讓婦人獲救的船板代表了「法」，這「法」帶著婦人穿越了苦海，駛向了有光的彼岸（本源）。問題是這「法」是什麼呢？我認為這「法」就是「愛」，更精確的說便是「奉獻的愛」！

真正的愛永遠是給予，而不是索取，而這種由無私奉獻而產生的平安喜樂，因為是由自心發出的，所以不受外境的左右，因此這婦人完全忘卻了自身的安危，進而穿越了生死的幻象。

愛是一切的答案！

黑色母親節

2018.5.13

　　今天是母親節，也是我們新產品 KOF 全通路測試的第三天，目前為止一切順利，於是中午我就開心去吃飯。吃到一半的時候，突然發現一區伺服器連不上，於是趕緊連絡了老張到公司處理。

　　他看了一下，說是因為聯賽的機器人太多，造成資料庫壓力過大，以至於當機。我把這件事通報了發行方，發行方的小君和嘟嘟都很激動，我也感到巨大的壓力，於是趕到了公司，同時也讓老周及小亮一起來公司解決。結果，一區反覆的十幾分鐘就要當一次，我們嘗試了許多方法都沒有解決。

　　於是我開了阿卡西看這個問題，一打開阿卡西，就聽到一個聲音說：「我要玩死你們！」我想是不是又是競爭對手下符或駭客攻擊，後來阿卡西又說問題很簡單，而且是內部造成的，但我們還是找不出問題，而發行那邊也暴跳如雷。我感覺到我掉進了絕望的深淵，因為這次的測試，決定了 KOF 的生死，而如果 KOF 失敗了，我的事業也就完了，我還要怎麼去養活家人？

　　在反覆的嘗試及努力下，到了凌晨 5:00 左右，在我的建議

下，我們在測試伺服器上用機器人自我攻擊，才發現是登入有問題。當我們修正了這個 Bug 之後，一區才穩定下來，我們終於鬆了一口氣，大家在次日上午 8:30 左右，才心力交瘁的回家睡覺……

恐懼

2018.5.14

　　11:00 才睡了兩個小時，我被手機吵醒，這才發現一區又掛了！我匆忙的趕去公司，然後把老張及老周從睡夢中叫醒來公司。我們查了半天，發覺是昨天問題殘留的髒數據造成的，於是我們把這些髒數據去除後，一區又恢復了正常，我看一區穩定了，於是回家休息。

　　沒想到我才剛躺下，又接到電話說一區又當了，我真的崩潰了！一股巨大的絕望及恐懼，完全占據了我的心靈，我想這下真的完了。無奈之下，只好請同學打開我的阿卡西看一下，她說：「我念一段『轉念』的書給你聽吧！」

　　「轉念」提到了「恐懼」，人之所以會恐懼，都是因為缺愛。因為缺愛，所以一直想從外界索取愛，而我們卻經常被教育著，只有足夠優秀才配得到愛，因此，自己經常會有失去愛的恐懼。

　　但是如果當我們瞭解到大地、空氣、水從不因為我們優秀還是不優秀，都是一直無條件的支持著我們。同時，其實愛的能量永遠是發自自己內心，進而反射回來自己身上，所以我們永遠

不可能缺愛，而不缺愛的人，永遠不會有恐懼。

　　當她在念的時候，我感覺我身上冒出了大量的黑氣，我非常的訝異，我一直以為自己已經整合的很好了，沒想到身上居然潛藏著那麼多的恐懼沒有被看見，或者是說我一直拒絕去看見。我內心恐懼如果遊戲失敗了，那家人怎麼辦？她說，她看見《奇異博士》的最後一幕，他一次次的去面對強大的 Boss，一次次的被砸死、刺死，但又一次次的去面對這個 Boss（恐懼），最後 Boss 終於自己煙消雲散，奇異博士戰勝了強大的 Boss。

　　在她述說著《奇異博士》故事的時候，我也開始鼓起勇氣，去一次次面對及接納我自己的恐懼。我承認我有巨大的恐懼，但我也堅定的相信，一切都是最好的安排。既然一切都是最好的安排，那又有何懼？最後，我覺得我終於不那麼害怕了，我站起了身去公司解決問題。

信任

2018.5.14

　　15:00 在公司跟團隊討論了一下，覺得我們之前的解決方案是對的，只是還有一些原來殘留的髒數據沒有刪除，以至於又當機了，於是研發就開始刪髒數據。我觀察了一下，發覺伺服器滿穩定的，應該是已經解決了，於是我就去趙老師那裡去調理身體。

　　17:00 剛剛調好身體，又接到電話說伺服器又掛了，我的第一反應是馬上趕回公司處理。但是我聽到阿卡西的導師說：「你不要去！難道你不信任你的團隊嗎？」

　　我問了一下我的潛意識，他說「不信任」，阿卡西的導師說，就是我的潛意識認為只有我才能解決問題，所以我在公司就沒問題，只要我一離開公司就出事。我知道阿卡西的導師說的是對的，於是便發了微信跟團隊說：「我今天不會回公司，我相信大家可以解決問題的！」說完之後，我就跑去 798 吃飯。

　　過了不久，團隊回饋說找到問題了，伺服器也穩定了，我終於鬆了一口氣！

潛意識

2018.5.14

　　20:30 在回家的路上，伺服器又掛了！我讓 Miho 開了我的阿卡西，剛剛打開她就看見我的潛意識興高采烈的，因為他覺得這種九死一生的遊戲太好玩了！我真的要暈倒了，於是我跟我的潛意識說我真的快被玩死了，可不可以不要玩了？他說真的很好玩呀，他還要繼續玩！我說我們也可以玩輕鬆賺大錢的遊戲呀！他說，以前當皇帝都玩過了，很無聊、不好玩！

　　我實在沒招了，不知道要怎麼去說服我的潛意識別再玩死我了。這時 Miho 說：「你也可以陪家人一起去國外旅遊，一起去海邊玩呀！」當她說完這句話的瞬間，我突然覺得我那超級愛玩的潛意識安靜了下來，全身似乎被鐵塊鎖住，我聽到我的潛意識說：「好的，陪家人去旅遊挺好的。」

　　此時 Miho 說，她感覺到我的潛意識有股哀傷，捨不得離開這個遊戲。於是我對他說：「如果你還想繼續玩的話，沒關係，那我和寶寶陪你玩吧……」

　　我的潛意識聽了之後馬上說：「不行！我不能讓寶寶陪我受苦，從今天開始，我就開始玩輕鬆賺大錢的遊戲吧！」

　　當我的潛意識說完這句話之後，我頓時覺得前世皇帝的能量回到了我身上，而我的潛意識也不再與我分離，與我合而為一了……

　　然後我就接到訊息說，伺服器已經好了！

愛

2018.5.14

21:30 回到了家中，又接到電話，伺服器又掛了……

我心中的第一個念頭就是，還是得我去公司才能解決，剛剛那些阿卡西、潛意識什麼的，可能全都是我的胡思亂想罷了！但是這時 Miho 對我說：「你別去公司，這是一個考驗！而且才剛說信任團隊，結果現在又跑去公司，那團隊作何感想？」

我連接了一下，知道 Miho 是對的，於是我決定還是讓團隊去獨自處理。

Miho 說：「要不咱們線上做個家排吧！」

家排之後她發現，KOF 一直在成功與失敗之間來回徘徊，無法走向成功。於是 Miho 拿了個枕頭代表成功關鍵要素，結果 KOF 就毫不猶豫的走向了這個枕頭。

Miho 感應了一下這個枕頭，她說這個枕頭代表了「愛」，然後 Miho 說她看見了老張，老張跟她說他很痛苦，而我們都看不見他的痛苦，所以他要「玩死你們」！我突然知道昨天我一開始連接到要玩死我們的聲音，就是老張的潛意識了。

老張生生世世都在我身邊為我服務，極為忠誠及奉獻，但

是我對他的奉獻已經習以為常，其實我早就意識到他已經很累很痛苦，但是為了產品要成功，還是逼他天天熬夜，造成他潛意識巨大的痛苦。然而他又是一個極為負責任的人，因此他的顯意識又逼著自己忽略自己的痛苦，以至於潛意識產生了這次強烈的叛逆！

同時，我也反思我自己做這遊戲的初心，主要是希望透過遊戲去促成全世界玩家的彼此溝通及合作，進而讓這個世界可以更加的平和，並且充滿更多的愛。

但是最近這一陣子，由於我自己承受了各方巨大的壓力，以至於漸漸的用冷酷鐵血的方式來帶團隊，忘了做這遊戲的初心。如果做這遊戲的初心是愛的話，那麼自己身邊的人都不能去關心、去愛，做這遊戲的意義何在？

當我理解了之後，我馬上跟團隊召開了個電話會議，我告訴大家，雖然遊戲很重要，但是我不願意看到大家因此把身體搞垮，所以我讓老張先回去休息，讓老周今晚先值班查 Bug，大家輪班攻堅。老張聽了之後，說他再看一下就回家。

到了第二天早上，我就聽說伺服器已經穩定，老張在走之前，已經解決了問題……

後記：

　　為了這本書的出版，我又翻開了以上這段紀錄，即使已經過去了數年，我依然記得那個驚心動魄的黑色母親節。

　　那幾天應該是我事業上最黑暗的一段日子，但是正是這段黑暗的日子，讓我開始真正的從心理學的角度，去理解人類的心靈，也開始體驗到潛意識是如何的主宰我們每一個人的人生！

　　經過了三年的心靈探索，直到重新編輯這段過程之後，我才瞭解這一切謎團背後的實相，其實謎底就在一開始的標題裡——《黑色母親節》。

　　現在回想起來，我母親在世時，我的事業及感情都還算相當順利，但自從我母親過世之後，我的婚姻就開始反覆的出現同樣的問題，我的伴侶老是莫名其妙的虐我，讓我痛苦不堪。因為我母親從小對我就非常的嚴厲，從小就教我們兄弟背古文，只要背錯一個字，她就會拿著長長的牛鞭把我們打得遍體鱗傷。在如此嚴格的教育下，我三歲就會背《前赤壁賦》，被老師、同學視為天才，但天才的背後，其實是受創很深的幼小心靈！

　　我一方面很感謝我母親把我培養成品學兼優的好孩子，一方面又恨我母親從來不給我溫暖的愛。而內向的我，把對母親的愛與恨都埋在了靈魂的最深處，不敢去觸碰，以至於我與母親的

關係，一直處於一種較為冷淡的狀態。直到有天我在北京接到母親突然病危的消息，趕緊搭飛機回到臺灣母親的醫院，這才發現我母親已經病逝了！

其實全家兄弟姊妹中，我與母親的關係最疏遠，但是不知道為什麼，在我母親過世時，全家只有我一個人哭得一塌糊塗！現在我知道了，我是一方面傷心我再也沒有機會讓母親對我滿意了，而另一方面，我也悔恨為什麼不在母親在世時多孝順她一些，然而從此再也沒有機會了。

這種悔恨的潛意識，讓我開始將我的伴侶投射成我母親，透過她們「虐」我，讓我去感覺母親的存在。而「黑色母親節」則是內心悔恨的自我懲罰，因此潛意識製造了許多的障礙，阻止自己去過好的生活！

以上是就心理學層面來探討這個事件的真正原因，但是從最高維來看，我此生的靈魂使命（其實是遊戲目標）是引領許多人從心靈的痛苦中解脫出來。而這個「黑色母親節」則開始讓我真正體驗到潛意識的深奧及威力，並開啟了我日後的開悟之旅。

最後，感謝我母親在我的靈魂計畫中，去扮演這樣的角色，我知道只有最愛我的靈魂，才願意扮演「虐我」的角色，來讓我成長，也讓我的人生劇本如此精彩，感恩！

內在小孩

2018.12.5

在讀《零極限》的時候，書中把潛意識比喻成（內在）小孩，顯意識比喻成媽媽，而神性比喻成爸爸，當時我不太明白為什麼這麼比喻，但是最近終於明白了。

在心理學或佛學中，外在的一切（外境）都是內心（潛意識）的映照，這就像在一個家庭中，真正決定週末去哪裡玩的，其實不是父母而是小孩，而這個小孩是想幹什麼就幹什麼，如果今天孩子就想去游泳，父母不讓他去，潛意識這孩子便開始鬧。如果母親（顯意識）比較強勢，可能一時之間小孩會順從母親的意志，但是孩子心中叛逆的心理只會更加嚴重，一旦有機會，便會自己偷偷跑去玩水，導致不可預測的結果。

那麼要怎麼去跟自己的內在小孩相處呢？其實首先我們應該要問，如果自己有孩子的話，應該怎麼教養他呢？教養孩子的方式只有一種，就是「愛」！

可能有些人會覺得這句話是廢話，因為大部分的父母都「愛」自己的孩子，但是，什麼是愛呢？

有一類的家長愛孩子的方式，就是怕孩子餓了，於是就一

直餵孩子吃飯；怕孩子冷了，於是就一直讓孩子加衣服；怕孩子沒工作，於是就幫孩子找工作，於是誕生了一群被「溺愛」的孩子。

其實事實的真相是，父母怕失去孩子，因此父母的潛意識裡希望孩子不能獨立，以致這群孩子根本沒有感受到愛，只感受到了控制，因而產生了所謂的「被淹沒的創傷」，就這樣，孩子產生各種乖張的行為，去凸顯自己是獨立的靈魂。

而另一類家長則是反其道而行，他們主張嚴格管教，所謂「虎父無犬子」，這樣的方式在一定期間內，似乎是很有效果，許多名校的精英大多是這類教養方式的產物，但是長期被恐懼強行壓制的孩子，總有一天會爆發，幼年時期被打罵的創傷中，會長出妖異的藤蔓，這些「精英」往往在功成名就後，會開始面臨著精神層面巨大的挑戰，某大網路巨頭的創始人，便有著類似的經歷。

到底怎麼「愛」孩子才對呢？

「愛」其實就是「看見」、「理解」、「接納」並「轉化」孩子真正需求的過程。「看見」是心理療癒的開始，許多創傷只要被看見，往往就能被療癒。而「接納」是最神奇的療癒法門，比如說如果孩子們聽到打雷時很害怕，你跟他說「不要怕」，其

實一點作用都沒有，但是如果你跟孩子說：「寶寶，媽媽知道你聽到打雷很害怕（看見），媽媽小時候也是這樣子的（理解），所以小孩子害怕打雷是很正常的（接納），不過媽媽會一直陪著你，一直守護著你！（轉化）」

當你這樣跟孩子安慰之後，孩子很快就不害怕了，而且可能以後就越來越不怕打雷了。

說了那麼多，我們也可以讓我們自己的顯意識（母親），用上述的方式去跟自己的潛意識（內在小孩）溝通，我們的內在小孩就會感受到越來越多的愛，進而發展成健全的潛意識。

此外，顯意識（母親）是負責愛的給予，而神性（父親）則要給予孩子智慧及力量，如此當我們有了一個健康又有力量的內在小孩，這個家庭（自己的潛意識＋顯意識＋神性），自然也就會有好的運勢（人生）！

最後，如何與神性及自己的內在小孩溝通，希塔療癒及阿卡西紀錄的閱讀，是一種很好的方式，個人極力推薦！

當下的力量（一）

2019.7.16

　　釋迦牟尼在菩提樹下開悟後，走出林子遇見了一群相識的孩子，這群孩子問釋迦牟尼什麼是開悟？釋迦牟尼從樹上摘了顆橘子，剝開了讓孩子們細細品嘗，並說這就是開悟。

　　說真的，我一直不太清楚釋迦牟尼此舉的用意，直到今天聽了《當下的力量》我才明白！

　　首先，人為什麼想要開悟？因為痛苦，所以想要解脫，但是人為什麼有那麼多痛苦呢？因為人總是活在過去的痛苦記憶，以及對未來的恐懼之中。然而過去已經無法改變，而未來也未到來，都不是人可以掌握的，因此人就一直在痛苦之中。

　　我發覺我經常有個奇怪的現象，比如說在去打高爾夫的路上，一路著急的趕去想開打，但是一旦開打後，又急著想結束，洗澡回家去。其實，高爾夫球場的風景很美，但是一心想完成打球的我，卻很少停下來感受樹的生命力，以及草地散發出來的芳香。

　　以上只是我們生活中諸多例子的其中之一，其實我們的思維一直陷在過去及未來之中，卻很少能讓自己的心靈在於當下此

刻，去靜靜的感受這世界的美好實相。

　　今天，在回家的路上遇上了大塞車，在以往，我必定是心煩意亂，但是今天我學會了靜下心來，感受周遭的一切，這才聽到收音機裡正在放著一首好聽的新歌，拿起礦泉水瓶喝水，用心感受了水的滋味，才發覺是那麼香甜。原來生命中有那麼多美好，而這世界一直散發著喜悅的能量，但自己以前都沒有感受到，因為我從未活在當下。

　　現在，我終於明白釋迦牟尼吃橘子的意義了！

當下的力量（二）—— EGO

2019.7.17

禪宗有個非常有名的公案：

有天五祖法忍讓弟子寫個偈，來總結一下學習的心得，大弟子神秀寫下「身是菩提樹，心如明鏡臺，時時勤拂拭，勿使惹塵埃。」而慧能則寫下「菩提本無樹，明鏡亦非臺，本來無一物，何處惹塵埃。」

法忍認為神秀仍未見性，於是將衣鉢傳給了慧能。

為何法忍認為神秀仍未見性？因為在神秀的世界中，「小我」（self ego）仍然存在，因此需要去時時勤拂拭，而「拂拭」可以看做是心理療癒。但是只要有小我存在，永遠都會一直產生貪、嗔、痴、慢、疑等各種情緒，永遠都療癒不完。而且可能會引發一種現象，一個人天天跑醫院，身體可能不會更好，反而更會認定自己是個病人（受害者），進而引發更多的問題。

而《當下的力量》一書告訴我們，去觀察小我的情緒，進而讓自己進入無我的境界，也就是慧能所說「本來無一物」的境界。

經過這一陣子的修行，本來在昨天已經覺得自己可以進入

無我，與萬物合一的境界。但是，今天早上我在家中給彌勒佛師尊上香時，發現供桌上擺了水果，於是便問家中的阿姨，今天是幾號？其實我只是要確定今天是初一還是十五，沒想到阿姨先用高亢的語氣回了一句：「今天是十五呀！怎麼這都不知道！」

我楞了一下，沒理會她逕自上香，結果阿姨嘴裡繼續低聲自言自語：「笑死人了，上水果了還不知道幾號！」

我聽了心中很不舒服，但是因為她沒對我說，我就先當做沒聽到，繼續上我的香。沒想到等我上完香，阿姨又大聲跟我說：「你不知道十五什麼意思嗎？」

聽她這樣得寸進尺，我的火一下子冒了起來，於是我帶著怒氣跟她說：「就問你今天幾號，你哪來那麼多廢話！」她見我發怒了，才不再說話。

罵了她之後，我開車出門，心中的餘怒仍在，收音機中放著林俊傑的歌我也覺得吵，我頓時察覺到我感受不到這世界的美好了，於是我開始試圖靜下心來，去觀察小我的憤怒，這才發現自己為什麼這麼憤怒。因為是覺得自己的小我（Ego）太強烈了，當小我被冒犯時，便自然生成防禦機制，以憤怒來反擊外界的侵犯。而憤怒徹底控制了小我，進而阻斷了我與世界的連接。

察覺到自己的情緒之後，我開始去觀察及接納小我的情緒，

稍微平靜之後，又照著老師的指引，想像自己的身體變成透明的，任由情緒及外界的刺激穿過身體而不留駐。漸漸的，我徹底平靜了下來，又開始連接到世界的美好。

今天的事件，是對我昨晚開悟的一個小小測試及練習，也讓我瞭解我的小我依舊強大，但我也接納這個事實。正如《奇異博士》中男主角問老師，怎麼才能學會法術？老師回問了一句：「你是怎麼學會外科手術的？」

男主角回答：「就是不斷的反覆練習！」

老師說：「正是如此！」

解脫沒有快捷方式，我們都是在一次次的痛苦中，一次次的成長罷了！

當下的力量（三）──痛苦之身

2019.7.21

人為什麼有這麼多痛苦？

當然，從最高維而言，人生就是一場開悟的遊戲，而痛苦則是開悟的動力，因此，「痛苦」是人生這場遊戲不可或缺的要素。如果從人間的維度來說，人之所以有這麼多痛苦，是因為絕大部分的人終其一生都是被「痛苦之身」掌控著，或者是與「痛苦之身」戰鬥著，因此，「痛苦之身」成了我們人生戲劇中的反派大 Boss，在我們生生世世的戲碼中，占據了大量的戲份。

「痛苦之身」是什麼？簡單來說就是我們的靈魂在生生世世的輪迴中，其所遭受的痛苦的記憶集合體。比如說，如果在小時候曾被父母拋棄，那麼長大後如果自己的伴侶稍微沒有花足夠的時間陪伴，那就會引發小時候被拋棄的創傷（痛苦之身）。

本來只有一分的痛苦，卻引發十分的痛苦，而如果雙方沒有處理好這新的事件，那麼原來十分的痛苦之身，又會添加新的十分的痛苦能量，於是「痛苦之身」這個 Boss，從十級變成了二十級，這就是「痛苦之身」的吸星大法！

以上是被「痛苦之身」掌控的現象，而另外一些人則一直

試圖與「痛苦之身」戰鬥，也就是用理性或心理療癒的方式，去消除「痛苦之身」。

理性的強行壓制痛苦早已被證明無效，而且還有反作用力；至於心理療癒，我個人認為其實還是把自己陷在與「痛苦之身」作戰的戲碼中，說穿了，還是把自己當成了「受害者」，透過覺得自己比誰都慘，來獲得「小我」的存在認同。

因此如果哪天「痛苦之身」沒了，那麼「小我」便失去了「受害者」的身分，也就失去了存在的意義，因此心理療癒可能面臨的是一個永遠剝不完的洋蔥，是人與「痛苦之身」作戰中一個演戲的道具罷了！

那怎麼辦呢？

老師提供了一個更高維的方法，當心中產生情緒時，便靜下心來去觀察它，知道那是「痛苦之身」，而不是真正的自己，這樣做首先自己就不會被「痛苦之身」掌控，更重要的是，當我們觀察「痛苦之身」時，就創造了一個更高的維度，把自己從「小我」變成了「高我」。

當我們處於高我的頻率時，會很清楚的知道，那些吵吵鬧鬧的「痛苦之身」只是演戲，而臺上的角色並不是真正的自己，就像是老演和珅的王剛，在現實生活中並不是個大奸臣。而能夠

了悟到這點時，便是開悟。而在開悟之光下，「痛苦之身」不再是那可怕的 Boss，而只是為了讓我們開悟而設計的劇情罷了。

註：這是差不多三年前的文章了，其實在過去的三年中，心理學的理論及技術對我在療癒個案時幫助很大，因此要特別感謝許多心理學的前輩們，在過去三年中對我的指導及幫助，感恩！

穿越輪迴 1——我們為何而來？

2019.8.14

　　修行的人心中都會有個疑問：「我們為何而來？」

　　在這次的阿卡西課程中，我就在阿卡西閱讀中探索了這一個問題：「既然源頭就是無條件的愛，為什麼還要創造我們去經歷那麼多的苦難來活出愛呢？這不是多此一舉嗎？」

　　導師們回答了這個很深奧的問題：「雖然源頭（道）就是無條件愛的本身，但是他也想去探索自己是什麼？因此他（道）創造了宇宙（一），然後分出了陰陽（二），最終產生了萬物及我們，而他則透過了我們在宇宙中的經歷，去體驗了他自己，也就是無條件的愛。」

　　得到了這個回答之後，我不但恍然大悟，而且還解開了我一個重要的卡點。這一陣子以來，我對「小我」有許多的評判，覺得小我天天那麼多的情緒，那麼多的無明，真的是挺煩的，如果我們都只有「高我」，人生就不會那麼痛苦了。但是，我們修行的目的就是合一，如果自己的高我都不能跟自己的小我合一，那更別談與宇宙萬物合一了。

　　在我知道了小我其實是源頭（高我）創造出來，來體驗人

生各種酸甜苦辣，進而體驗他自己之後，我突然覺得小我實在是太偉大了，我的小我為了我的高我，去體驗了那麼多的痛苦，來讓高我可以體驗他自己，我一下子對小我充滿了感恩及無條件的愛，同時，我也覺得高我頓時接納了小我，進而合而為一。

感謝阿卡西的指引，感謝小我的付出，感謝這精采的靈魂旅程！

穿越輪迴 2──是這樣子的嗎？

2019.8.25

　　我們經常因為外境而擾亂了自己的情緒，因為別人對自己的看法而動怒或委屈。今天聽到了一個故事，很有感觸：

　　日本有一位白隱禪師很有名望，有一天，城裡有個女孩在未婚懷孕了之後，在父母的逼問之下，她告訴她父母說，這個孩子是這個白隱禪師的。她父母很生氣，於是找到白隱禪師跟他說：「你這個高僧根本是個騙子！你居然和我的女兒生了個孽種。」

　　於是把一個孩子扔給他說：「這是你的孽種，你自己養！」

　　禪師只淡淡的說了一句：「是這樣子的嗎？」也不作其他的辯解，就把孩子接過去養了。

　　結果這件事情鬧得很大，整個城裡的人，開始罵白隱禪師：「你看這個老和尚，他天天給我們講經說法，結果背地裡幹這種骯髒的勾當！」

　　白隱禪師沒有解釋，他只是天天去化緣，給孩子討奶喝。他挨家挨戶的化緣，遭受了很多白眼，很多的辱罵，不過白隱禪師還是沒有解釋，只是專心的養育這個孩子，像對待自己的孩

子一樣。

　　孩子養到兩、三歲的時候，孩子的外公、外婆又來了，他們向白隱禪師認錯，他們的女兒終於良心發現，招供了說這孩子不是白隱禪師的，而是她和另外一個在打工的年輕人生的。於是孩子的外公、外婆要把孩子領走，白隱禪師還是淡淡的說了一句：「是這樣子的嗎？」

　　就讓孩子跟著外公、外婆走了。

　　臣服當下，隨順而行，這真是修行的最高境界！

穿越輪迴 3──量子物理的逆因果論

2019.8.27

　　量子物理學中有許多奇異的現象，讓我們這些從中學就學古典物理學的人感到無法理解。比如說我們一般認為有因才有果，可是量子物理學卻證明了是先有果才決定了因。

　　面對量子物理學中許多奇怪的現象，我發覺如果把這世界看成一個超大型的 VR 遊戲，就很容易理解量子物理學中的奇妙理論。不過，對於為什麼是先有果才決定了因這件事，我始終沒有弄明白……

　　昨天中午跟幾位同事吃飯，席中我突然跟我的主程說：「我發現在我們的足球遊戲中，只要是射門時射向球門下方，就一定會被撲住，不可能進球！」

　　我的主程笑著說：「被你發現了呀！其實你在射門的瞬間，程式已經算好你是否會進球，如果不進，程式就讓你的球射向下方，以便守門員演出漂亮的撲救動作！所以是先決定了結果，然後再反推讓場上的球員及球，去演出相應的劇情！」

　　我聽他這麼說，突然頓悟了量子物理學及人生的奧祕！人生中發生的許多事，比如說女孩老是遇上花心的男人，這並不是

因為這女孩就那麼倒楣，而是她還有相應的功課必須完成，因此命運必須安排給她這樣的男人，去演出相應的劇情，最終讓她去穿越。

所以真的不用去埋怨命運不公，或是覺得別人太混蛋，真正解決問題的關鍵，是去看見這一切背後的實相到底是什麼？當然，希塔療癒及阿卡西紀錄的閱讀，是一種揭露實相很好的管道。

穿越輪迴 4——痛苦是必要的嗎？

2019.9.7

在修行的路上，痛苦是必要的嗎？

是的，痛苦是必要的，但也是不必要的。

痛苦是必要的，直到你覺得痛苦是不必要的時候為止！

——埃克哈特 · 托利

穿越輪迴 5——當下的美好

2019.10.4

　　加班了三天之後，今天終於放假。一早開車出去辦事，見到窗外下著小雨，於是就把心靜了下來，先連接自己的本體，感受他的光亮，之後透過這光亮的本體，連接外面的世界，突然覺得一股強烈的清涼及喜悅蜂擁而來，我一下子不太習慣，於是自動斷開了連接……

　　深呼吸了一下，重新又連接了這世界清涼而喜悅的能量，一陣強大而平靜的喜悅，充滿了我的全身，頓時我覺得世界一下子變慢了，我忘了我開車要去幹什麼，心停留在此時此刻此地。

　　當下，永遠是最美好的一刻，只是我們都忘了靜下心來體驗它！

COVID-19

2020.2.5

　　COVID-19 突然一夜之間席捲了全世界，在機場人人都戴著口罩，只露出恐懼的眼神。而工作人員都穿著全白的生化防護服，彷彿《惡靈古堡》中的末日場景重現。在這充滿死亡恐懼的氛圍中，我想有一些心得，或許可以幫助大家：

　　稻盛和夫先生在小的時候，叔叔得了肺炎，當時肺炎是不治之症，而且會透過空氣傳染。小稻盛非常害怕，每次經過叔叔的房門都屏住呼吸，摀住口鼻。而他的父親及哥哥反而毫不在意的照顧叔叔，他的哥哥還笑說：「哪有那麼容易得呀！」結果後來小稻盛得了肺炎，而父親跟哥哥都沒事。

　　本來就很憂心的小稻盛心想這下完了，只能慢慢等死了。後來，美軍開始轟炸他們的村子，一家人開始逃難，每天只想著要去哪裡躲炸彈，根本想不起肺炎這件事，結果小稻盛的肺炎就在不知不覺中痊癒了。

　　當初看到稻盛先生的這段經歷時，一方面覺得很搞笑，一方面也覺得莫名其妙，弄不明白他到最後怎麼就自己好了。但經過了這幾年的修行，我明白了整件事背後的道理了。

之前看過一部紀錄片，說明人類是如何聞到味道的。人的嗅覺中有各種像門鎖一樣的鍵，而味道像各式的鑰匙，當味道的鑰匙對上插入了我們味覺的門鎖，我們就能聞到各種味道。而懂能量的人都知道，我們人的身體其實是一個能量體，就像是一臺收音機一樣，會去對接頻率相近的能量。

　　當我們的身體收音機調到 96.3 的時候，就接收到 96.3 音樂臺的內容；當頻率調高到 102.5 時，就收到 102.5 電臺的內容。當一個人心懷恐懼的時候，振頻是很低的，正好跟振頻低的病毒對接，這就是小稻盛得病的原因。而他的父親及哥哥心中充滿了對叔叔的愛，愛的振頻是非常高的，就像是你雖然就住在 96.3 音樂臺旁邊，但如果你的收音機調到了 102.5，還是收不到音樂臺的內容。

　　至於小稻盛是怎麼好的呢？當他開始逃難時，他根本就忘了肺炎這件事，就不再跟肺炎的能量對接了。後來逃出生天之後，生命的喜悅又進一步提高了他的振頻，肺炎也就自然好了。

　　最後，在這個非常的時期，大家該洗手就洗手，該戴口罩就戴口罩，但沒必要天天關注這方面的資訊了。這段期間好好在家辦公、好好追劇，願大家度過一個平安喜樂的非常假期。

　　阿彌陀佛！

希塔療癒

2020.10.2

　　學習阿卡西紀錄許多年了，覺得透過長期與阿卡西的高維智慧接觸，自己的振頻也漸漸的在提高，面對許多煩惱，也都能以高維的視角去看，智慧在經年累月中滋長……

　　但是，在學習阿卡西之後，自己也陷入了一個永遠療癒不完的怪圈。在阿卡西紀錄中，我閱讀到我自己及家人許多的前世，本來隱藏在靈魂深處的記憶，全部被喚醒，生生世世的愛恨情仇，產生了無窮無盡的療癒，而且與已故母親的關係，更是來回的閱讀，似乎沒有解決的一天。

　　後來在朋友的介紹下，初步體驗了希塔療癒，感覺與希塔挺有緣分的，於是報名了十一期間共十天的課程。同時，為了解決我的幾個重大卡點，也報名了一次的家排。

　　我們的老師本來是模特兒出身，後來在二十幾歲時突遭各種不幸，於是開始學習心理學求得解脫。後來又學習了家庭系統排列、NLP 等等著名課程，最後跟隨維安娜老師學習希塔療癒，因此，老師的學識很廣，從她那裡我們學習到了很多東西。

　　在課程中，有個理論體系讓我印象很深刻，就是所謂的「七

界」，希塔把這宇宙分為七界如下：

第一界：礦物界：石頭、水晶……等等，療癒師：水晶療癒師。

第二界：植物界：花草、樹木……等等，療癒師：花精療癒師。

第三界：動物界：人類、動物……等等，療癒師：外科醫生、心理醫生……等等。

第四界：靈界：靈魂所在，療癒師：靈媒、巫醫。

第五界：神魔界：魔、神、佛……等等，療癒師：命理師、塔羅師。

第六界：宇宙法則：吸引力法則、因果法則……等等，療癒師：阿卡西閱讀師。

第七界：源頭，療癒師：希塔療癒師。

　　（有些靈應該去到第四界輪迴，卻因對恨或愛的執著而卡在三、四界之間，俗稱鬼道。）

　　在現場有位同學是水晶療癒師，他聽了之後有些不服氣的說：「水晶的能量很高呀！為什麼只在第一界？」

　　老師聽了就說：「第一就比第七差嗎？其實沒有高低之分，只是人心中有評判罷了！」

　　學習希塔之後，我發覺阿卡西跟希塔是 1 + 1>10 的關係。阿卡西的學員非常善於連接高維智慧，因此跟源頭的連接特別好，可以看見問題背後的實相，相當於內功（如：九陽神功）；而希塔則非常擅於用實際的操作去解決問題，有如外科手術般的精準，相當於招式（如：獨孤九劍）。我們可以想像一下，如果令狐沖會九陽神功的話，那可能東方不敗都不是他的對手了吧！

　　在學習了希塔之後，再加上家排，迅速的將我以前幾個卡點都轉化了。上完十天的課之後，雖然很累，但是心裡知道，我已經進入了一個全新的世界！

血色家排

2020.10.3

今天請老師幫我做了個家排（家庭系統排列），家排是由德國知名的心理學大師海靈格先生發展出來的，是一種介於心理學及靈性之間的心理分析方法，可以非常快速而精準的呈現案主的問題真相，然後予以處理及解決。

一般而言，在做家排時，老師會讓案主自己去請現場的同學，去代表自己以及相關的人或事（比如說父母親或財富），而上場的代表一入場中，只要放鬆身體隨著感覺移動，真相就會呈現。

比如說：有人覺得自己為什麼總是賺不到錢，結果到了家排場中，往往顯示的是財富追著他跑，而他的代表則一直在逃避財富。當然，他的潛意識為什麼會逃避財富，每個人的原因都不盡相同，有些是因為父親變有錢之後，就拋棄了他們母子，以至於他的幼小心靈中痛恨財富，有些則可能是前世或祖先遺留下來的問題造成的。

而我的問題也是財富的問題，雖然公司的業績還不錯，但是在新產品的發行上，總是有各種奇奇怪怪的障礙。為了這個問

題，我也用阿卡西閱讀了幾次，發現除了對母親的愧疚之外，另外也跟一個前世有關。

我的祖父母在湖南是相當有錢的家族，但是因為有錢，為「壞人」所害，而我父親每次提起這段往事，總是非常的傷心，而對這個「壞人」也是恨得咬牙切齒。結果有一次在清理我的財富障礙時，才意外發現這個「壞人」是我的一個前世，震驚之餘，我也不知道這個前世到底是真的還是假的，所以利用這次希塔家排的機會，徹底看一下事情的真相。

結果家排一開始，財富就躲得我遠遠的，老師問了財富的代表，她說看了我（代表）很不想靠近。然後我的祖父（代表）則是一直喊心口疼，疼到都直不起身，而我（代表）則一直頭低著，不敢去看祖父母或財富。

老師看出我在歷史層（前世）有嚴重的創傷，於是問我願不願意讓源頭清理和解我心中的創傷。一般而言，案主肯定是願意的，但是不知為何，我說我不願意，這個答案讓現場的同學及老師都有些吃驚。於是老師問我，我為什麼不願意，我說我欠我祖父母一個道歉，老師說，那你就去道歉吧！

於是我親自走入場中，向我的祖父母鞠了個躬，然後……我就不由自主的哭了起來，我開始邊哭邊說著對不起，不知為

何，在沒有任何外力作用下，我的鼻血開始像水庫洩洪般的狂瀉在地板上，現場所有的同學都嚇傻了，因為大家都沒有在家排中見過這麼慘烈的場面。

也不知道流了多久，滿地板都是血，最後才漸漸的止住。這時老師見我止血了，她問我是否願意讓源頭清理和解我這段的創傷，我說我願意，於是老師便使用希塔療癒的手法，幫我處理了這個創傷。最後，經過大約一個半小時的療癒，我的財富代表終於願意主動來接近我了。

事後老師說，一般的家排都是在一小時內結束，我的個案卻足足做了一個半小時。確實，做完後真的覺得精疲力盡，但是第二天再去上課時，感覺好像打通了任督二脈似的，全身感覺十分通透，我知道，我又進入了一個全新的境界！

Just A Game! Have Fun!

2020.10.20

又回到了上海！

十一期間剛上完十天的希塔療癒，收穫很大，但身心俱疲。不過由於之前已經報名了高階阿卡西班，因此，才過了五天，又拖著疲憊的身體回到上海，參加阿卡西高階班培訓。

我向來是個很認真的學生，從來不會在上課的時候打瞌睡，但是之前上十天希塔的疲憊，再加上舟車勞頓，我頭兩天幾乎是在睡覺中度過課程。當小組分享時，我說我都在睡覺，同學問我難道上課睡覺沒有罪惡感嗎？我說我覺得很爽，而且阿卡西的導師們知道什麼對我現階段最好，而現在對我最好的，就是睡覺及恢復體力。

好好的睡了兩天之後，感覺從十一以來的疲憊完全消失，整個人煥然一新，但是仍然隱隱覺得有一股深深的愧疚感壓在胸口。其實這個愧疚感我知道很久了，這是一個源於亞特蘭提斯時代的一個創傷……

當初亞特蘭提斯是一個以水晶能量為核心所發展起來的高度文明，其無論在科技及精神力顯化方面，都遠比現代要高得

多。但是也由於過度的強大，以至於當時的國王倒行逆施，腐敗不堪。我當時的角色也是暴政的嚴重受害者之一，於是聯合了一幫志士發動了革命，在王國的核心水晶金字塔中發出血咒，詛咒亞特蘭提斯的滅亡。沒想到，這詛咒很快的應驗，而且造成了亞特蘭提斯大陸的沉沒，以及無數無辜的人民溺水而亡。

這個亞特蘭提斯的記憶及愧疚感，在我今生造成了重大的阻礙，雖然也清理過很多次，但總是時不時的又會跑出來阻礙我的生活。

阿卡西高階班到了第四天下午，老師突然說要帶我們看前世，我心想怎麼高階班還在看前世？而且越看問題越多，徒增苦惱而己。但是老師既然要求了，那就看吧！

首先老師要求我們去看自己是皇族那一世，我心想我早看過了，畫面中確實也出現乾隆盛世的景象。才過了 10 秒，老師說：「放下，現在去看你最神聖的那一世！」我也一下又看到了。過了 10 秒，老師又說：「放下，現在去看你最勇敢的那一世！」……

連續快速的看了五、六個很爽的前世之後，老師說：「放下，現在去看你最悔恨的那一世！」才說完，我的畫面就跳到了亞特蘭提斯的那一世。過了 10 秒，老師又說：「放下，現在去

看你最低賤的那一世！」這時我就看見我是古印度最低賤那個種姓的奴隸。

過了 10 秒，老師又說：「放下，現在去看你最絕望的那一世！」這時我就看見我是個滿臉皺紋的老農民，站在一片乾涸的黃土高坡上，在烈日下無語的望著龜裂的大地。

過了 10 秒，老師又說：「放下，現在去看你最討厭自己的那一世！」這時我就看見我是個俗不可耐的土財主，留著兩撇鬍子，肥胖的身軀穿著大條紋西裝，口中還裝模作樣的抽著雪茄……

就這樣在短短的幾十分鐘內，我們看了無數個前世，然後老師終於讓我們關閉阿卡西紀錄，休息十分鐘。

作完這個練習，我有點懵，我在想這練習的目的是什麼？

這個時候，天空突然飄來了五個字：「Just A Game! Have Fun!」

下部

《彼岸》

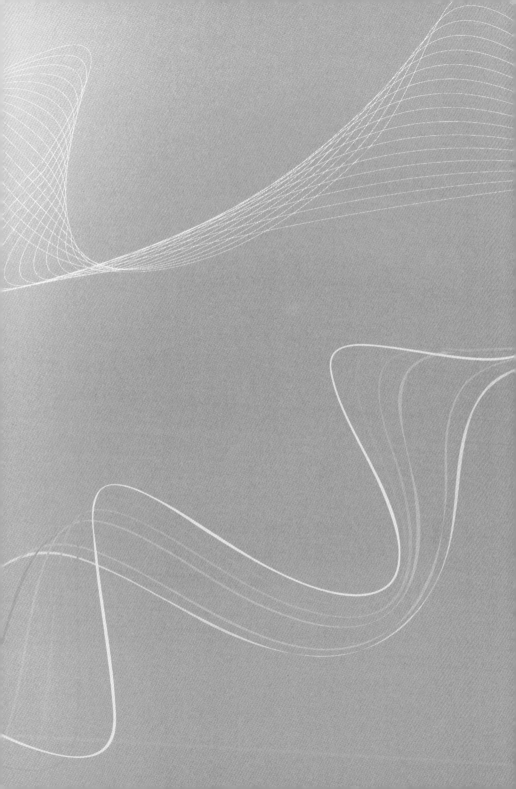

與源頭對話之一

　　今天應該是來到一個很重要的關鍵，今天連續三個閱讀都指向了「合一」。以下記錄第一個閱讀：

　　KiKi 近一年一直與一位身邊的朋友 Miya 的能量糾纏不清。首先，KiKi 一直非常信任 Miya，可是 Miya 出於各種原因，辜負了 KiKi 的信任，這讓 KiKi 非常憤怒，再加上生生世世兩人之間一直上演同樣的劇情，KiKi 被氣到進了醫院。醫院檢查身體都沒問題，但是 KiKi 卻覺得自己氣都上不來，心臟疼得快停止跳動了，於是找了我對他進行希塔療癒。

　　當我連接她時，發覺她一股氣卡在心頭很堵，於是問了源頭這股能量是怎麼回事，源頭說這是她心頭的恨。她說她不想再玩這劇本了，可不可以換個輕鬆的人生劇本？源頭說當然可以呀！但是在輕鬆的劇本裡就沒有 Miya 了。KiKi 說：「不行！我不能放過 Miya，因為我實在太生氣了！」

　　源頭對 KiKi 說：「那你就只能走目前的劇本了。」

　　這時，我見到 KiKi 的「高我」在源頭中現出了實相，我見到了一尊白玉觀音，但膝蓋以下是黑的，我覺得挺奇怪的，於是問源頭，KiKi 的高我是觀音菩薩嗎？源頭說是呀！我又問，觀

音菩薩不是充滿了愛心嗎？怎麼有那麼多的恨？源頭說：「有多少愛，就有多少恨！」

我有點懵，於是又問：「愛不是好的嗎？恨不是不好的嗎？源頭不都是光與愛嗎？怎麼現在又說有多少愛就有多少恨呢？」

源頭笑了：「你說愛是好的，恨是不好的，那麼好跟不好是不是就是種二元對立？」

我無法反駁……

源頭又說：「愛是一種能量，恨也是一種能量，在空無的源頭，愛與恨都不存在。但是當觀察者的意識有評判時，便會產生二元對立，於是產生了陰陽，也產生了愛與恨！」

我說：「感謝源頭，我想我明白了，但是觀音菩薩又是怎麼回事呢？」

源頭說：「其實觀音菩薩現什麼相，也都是你自己的意識投射，當你覺得眾生皆苦，那就會顯化一個需要去救苦救難的觀音；但是你行深般若波羅蜜多時，悟到人生其實無苦無樂，人生的一切都只是體驗罷了，那麼觀音便現出《心經》所說的『照見五蘊皆空，度一切苦厄』的相，而這悟道的觀音，便從菩薩的境界進入了佛的境界。所以觀音可以是凡人、可以是菩薩，也可以是法身佛，在你的意識中，觀音是什麼，你就顯化哪一種境界的

觀音。」

　　在我跟源頭對話時，我也將對話忠實的傳達給 KiKi，而 KiKi 聽了之後心有所悟，發現其實是她的高我創造了 Miya，這樣就有個對手，生生世世陪她玩宮鬥的遊戲，於是 KiKi 決定放下對 Miya 的執念，並請源頭更改她的人生劇本。

　　神奇的是，當她的人生劇本改變的那一剎那，KiKi 的心口瞬間就不痛了，於是便離開了醫院，回家睡覺去了。

與源頭對話之二

有位遊戲界的朋友 Alan，今晚找我做閱讀。

近兩年他只要有新遊戲上線，都會出大問題，而且都是伺服器的主程老王寫的 Bug。偏偏這位主程是跟了他多年的兄弟，不但技術水準高，而且忠心耿耿，任勞任怨，這讓 Alan 心中的一股氣無處可出。其實心中很想罵人，但是眼見老王都加班成這樣子了，知道罵了也只有反效果，但由於這種狀況反覆出現，因此只好來找我閱讀一下。

針對他的問題，我用了阿卡西閱讀。結果一開他的阿卡西，就覺得喉輪一陣想嘔，我知道那是他想說又沒說的能量，於是便讓他想發洩就發洩吧！正好他也在獨立的房間中，於是他就大吼大叫的把能量都發洩了出來，過了十幾分鐘，我看他也沒力氣了，這才開始問阿卡西，他為何面臨這樣的問題？

當我問了阿卡西之後，我看見了一個明暗分明的金字塔，而光源是在左邊。阿卡西問我有什麼感受？我說：「A 面是亮的，B 面是暗的！」當我說完之後，我見到這金字塔緩緩的向左旋轉，這時，我見到原本陰暗的 B 面漸漸的開始亮了起來。阿卡西問我：「你現在有什麼感覺？」

我說：「其實金字塔本無明暗，只是我們看它的角度不同罷了！」

阿卡西說：「是的，每個人本自具足，只因我們不能接納自己的黑暗面，所以覺得自己不完美。就像在遊戲開發的過程中，有 Bug 是很正常的，但是因為 Alan 不接納不完美的自己，因此，我們就會一次次的安排這樣的事故去提醒他，讓他去接納所謂的『不完美』。而當他能真正知道『不完美』也是自我整體的一部分時，他就能合一，成為完整的自己！」

Alan 問：「那我接納了不完美之後，Bug 會消失嗎？」

阿卡西笑了：「如果你真正接納不完美了，你也不會在乎有沒有 Bug 了，不是嗎？」

阿卡西最後說：「這是一個『覺知—中道—破相—回歸—創造』的過程，如果你能領悟，你便能創造無限可能！」

與源頭對話之三──雙生火焰

　　最近有個朋友 Yoyo，與她的雙生火焰老公一直愛恨交織、糾纏不休，而且生生世世都是這樣，簡直就是《三生三世十里桃花》的加強版，她也找過我及其他人療癒過多次，然而每次都會又跑出新的劇情需要療癒。二年下來，她實在是精疲力盡了，而她的療癒師們也實在是能幫的都幫了，但是她每次都還是療癒後好上三天，然後又不行了。

　　幾天前凌晨四點左右，我不知怎的就醒了，滿腦子就是「量子漲落」四個字。我知道源頭或阿卡西紀錄經常會在這時段給我指示，因為這時我的腦波處於 θ（希塔）波的狀態，很容易自動接收到來自源頭的資訊，於是就起床搜尋了一下「量子漲落」。

　　在看了「量子漲落」的百度百科之後，又去看了一下一個相關的紀錄片《萬物與虛無》，其中談到了當發生量子漲落時，會從真空中產生一對「虛粒子」，也就是說會產生一個粒子及一個反粒子，而這兩個粒子會產生量子糾纏現象，同時當粒子及反粒子合一時，這對粒子便消失在真空之中。

　　當天早上 Yoyo 又來找我，她說她跟她老公又鬧離婚了，她實在不想與她的雙生火焰老公再糾纏下去了，她想要徹底結束這

種糾纏。

我聽到「糾纏」兩個字，突然就想起「萬物與虛無」中的粒子與反粒子，這兩個處於糾纏狀態的粒子可以跨越時空，永遠的糾纏下去，唯一不再糾纏的方式，就是「合一」。

所謂的「雙生火焰」，其實就是由兩群糾纏的粒子所組成的兩個人，那是源頭將同一個靈魂丟入物質世界時分成的一陰一陽的肉體，他們一同來到地球學習各自的課題，直至彼此靈性覺察與提升已到達最後階段，又會再度相遇，他們將為彼此靈性完全的轉化提升，補上最後的臨門一腳，之後雙生光才能有機會透過彼此靈魂的圓滿，在人間展現一種來自神聖之愛的創造形式。

「它們將為彼此靈性完全的轉化提升，補上最後的臨門一腳」，然而最後這臨門一腳，偏偏就是最痛苦的過程。當然，在無數次的療癒中，Yoyo 已經很明白這些了，但是實在是太痛苦了，因此想要徹底從這糾纏中解脫。

我問她：「你也知道他的雙生火焰，是整個宇宙中你唯一真正的另一半，那你為什麼還那麼討厭他？」

Yoyo 說：「不知道，就是心中對他有莫名的討厭，就是看不順眼！」

我心想，難道又要看到另一個前世去療癒了？

　　我決定不再掉入那無盡的圈套中，於是直接跟 Yoyo 說：「如果你真的不想再糾纏了，我倒是有個方法，只是你願不願意去試試？」

　　Yoyo 一聽有希望了，便急著問：「什麼方法？只要我們不再糾纏了，我都願意去試！」

　　我說：「你們從被創造之初就是一對粒子，一正一負，一陰一陽。從量子物理學來說，你只要去接納你的老公，你們便會合一，就像是一個是＋1，而另一個是 -1，而＋1＋（-1）＝0，於是只要『合一』，糾纏就會消失了，那麼你願意去接納你老公的一切，來達成合一嗎？」

　　Yoyo 遲疑了半天說道：「好吧！反正我也死馬當做活馬醫了，我試著去接納我老公看看……」

　　某天早上 Yoyo 打電話給我：「老師謝謝你！也不知道為什麼，前幾天當我心中決定接納我老公之後，不到十分鐘，我老公就打電話過來跟我道歉，他還哭得跟孩子似的，搞得我也哭了。這幾天我們的感情好像漸漸回到初戀的時候，好久沒有這麼甜蜜的感覺了！羅老師謝謝你！」

　　謹以此個案分享給所有雙生火焰，願有情人終能一起突破這最後也最艱難的考驗，展現來自源頭的聖愛之光。祝福你們！

無盡的療癒？

學心靈療癒許多年了，有時有個感覺，雖然感覺事情在變好，但是天天都有挖不完的創傷，一下子是原生家庭的，一下子又是前世的，多年下來有些精疲力盡的感覺。

昨天晚上問了老師，她說：「療癒不是目的，我們要把焦點放在創造上，向著我們想去的地方前行，創造自己的美好生活。如果在路上出現了障礙，再用療癒的工具來移除障礙，而不是天天眼睛盯著路邊的石頭，結果本來不是障礙的，都會變成障礙，反而讓我們忘了要去的地方。」

本來無一物，何處惹塵埃

今早做了一個家排（家庭系統排列），發覺又是挖不完的劇情，每個參演的角色，或互斥或共生，排了半天，很難達到一個很理想的結果。正當不知道如何解決時，突然冒出了六祖慧能的一段話：「不是樹動，不是風動，是仁者心動。」

聽到了這句話，我就開始把心靜了下來，發現雖然每一個參演的角色都有各自的故事及創傷，但只要我心不動，參演的角色就開始往他該去的地方去，最後達到一個很理想的結局。

你可以在十分鐘內「換個」爸爸

今天一大早，Jenny 找我要閱讀一件事，我便用希塔療癒的方式，帶她上了七界進行療癒。因為 Jenny 是我希塔的同學，在課堂上經常被抽到一起互相練習，因此，我對她的能量十分的熟悉了。她的能量一直都很「仙」，不食人間煙火似的，十分通透，境界也很高。但是今早幫她上七的過程中，發覺她能量很沉重，有許多卡住的能量。

上七之後，她就開始哭了起來，她說她之前因為大手大腳的花錢，結果信用卡帳款到期了她還不出來，還差了幾千塊，然後她也不好意思跟家裡開口，因此今早被這債務從天上打回人間，心裡急到不行。

我聽了之後便問她，為什麼不跟爸爸、媽媽說？她一聽更急了，又開始哭著說：「我爸要是知道了，一定會罵我沒出息！」

我聽到「沒出息」三個字，心裡覺得有些搞笑，因為從前天看了《你好，李煥英》開始，一連串的療癒個案就跟約好了似的，老是圍著「沒出息」這個主題打轉，心想這也太巧合了吧！於是跟她說：「Jenny，你看了《你好，李煥英》了嗎？」

她說她前天看了，我說：「那電影裡頭，賈玲一直覺得她在媽媽心中是怎樣的一個孩子？」

Jenny 說：「沒出息！」

問到這裡，我停了一下，讓她的心先靜了下來，然後再問：「結果當賈玲穿越回去之後，發現她媽媽真正的期待是什麼？是期待她有出息嗎？」

Jenny 說：「不是，她媽媽對她最大的期待，就是平安健康就好！」

我說：「其實，你父親對你也是一樣的，他對你永遠也是無條件的愛，只要你平安健康就好！」

Jenny 聽我這麼說，這時又哭了起來，她說：「羅大哥，你不知道的，我父親永遠都是在罵我，一直罵我沒出息！」

我說：「Jenny，以量子物理學的角度來看，你其實有很多版本的爸爸，有很凶的爸爸，也有很慈愛的爸爸，各種版本的爸爸都以疊加狀態存在，至於顯化哪一個版本的爸爸，就看各個版本的機率而定。」

Jenny 聽了可能有點懵，不過她還是問道：「那我怎麼提高好爸爸的顯化機率呢？」

我說：「當你的能量振頻越高，心中越充滿愛時，顯化慈

愛爸爸的機率就越高！」

Jenny 問：「怎樣才能充滿愛呀？我現在想到我爸爸我就很害怕。」

我說：「你看過《奇異博士》嗎？」

Jenny 說：「看過。」

我說：「你記得奇異博士最後是怎麼打敗那個以恐懼為食的大 Boss 的嗎？」

Jenny 說：「不記得了……」

我說：「其實奇異博士也有恐懼，他恐懼死亡，而他每站在這 Boss 面前一次，他就會被用各種不同的方式殺死一次，但他決定一次次的去面對心中那死亡的恐懼，直到他完全不怕面對死亡了，這就是真正的接納。而當他完全接納心中的恐懼之後，這 Boss 反而怕他了，最後就自己灰溜溜的走了。」

停了一下，我繼續說：「所以，你要『克服』恐懼最好的方法，不是去克服它，而是去接納它，而真正的接納，就是老老實實的跟這個不舒服的感受一起待著，因為，這一切的感受就是你（源頭）創造這個世界時想要體驗的，當體驗過了，自然就不用再體驗相同的感受了，而這件事就過去了！」

Jenny 聽了之後，我想也哭得差不多了，覺得自己的能量

輕盈了許多，於是結束了這次的療癒。（最後源頭説不用清洗能量了，讓她自己體驗感受就好了。）

到了下午 15:01，Jenny 突然發微信給我，説她錢還了，因為她朋友告訴她，可以用銀行卡先借錢解燃眉之急，然後她説：「很奇怪，和你聊完之後十分鐘，爸爸就回來了，他今天説的全是關心我的話，我都感覺得到，以往感覺的全都是他對我沒關注。」

這時一句佛法中的名言在我心中升起：「一切唯心造。」只要我們穿越了自己內心的恐懼，那麼就可以隨時顯化一個更美好的世界。

魔鬼與天使

今天我想跟大家分享一下今早才剛做完的個案，過程既驚悚又溫馨，很值得大家參考。尤其案主 Cindy 十分有大愛，願意以真名發表，希望透過她的故事，可以幫助更多的人，讓大家瞭解到生命的奇蹟與恩典。

今天一大早，有位好朋友介紹了 Cindy 給我，Cindy 她是一名非常優秀的企業高層管理者，我雖然沒見過她，但是從語音上聽起來，確實是一個非常能幹的女性。Cindy 她在去年年底懷孕了，孩子的爸爸是相戀兩年且非常優秀的富三代男友，但是由於男友的父親去年突然過世，以至於頓時要接手龐大的家族事業，暫時無法再承受多一個孩子的精神壓力，因此事前就一直跟 Cindy 說不想要孩子，但是「意外」還是發生了……

懷孕之後，Cindy 的男友自然十分的不開心，希望 Cindy 不要這個孩子了，但是由於 Cindy 也是好不容易懷了這個孩子，因此堅持一定要把孩子生下來。兩人為此鬧得很不開心，而男友也由於公司忙碌，天天在外出差，也顧不了她及孩子。

結果過了四個月之後，孩子因為某個生理原因沒能保住，Cindy 因此進醫院做了手術，傷心之餘透過朋友的介紹，找到了

我做療癒個案……

　　當 Cindy 和我連線之後，我發覺她的情緒有些激動，於是我便以希塔療癒的方式帶她上了第七界。到了第七界後，她表示眼前一片桔黃色，迷迷朦朦的看不清楚。由於我跟她的能量處於連接狀態，我也看見了她這個狀態，我跟她說沒關係，應該是有什麼能量遮住了她的眼睛，但實際上我們已經到達源頭的中心了，所以可以開始問源頭問題了。

　　她問：「為什麼我那麼恨我男友？」

　　聽了她這個問題之後，我想先確認她的問題根源是在哪一層意識中，於是便要求她做了個肌肉測試。很奇怪的是，她的身體在回答「Yes」及「No」的時候是準確的，但是在測試她是不是 Cindy 時，身體居然回答「No」，而我問她是不是劉亦菲的時候，她身體回答「Yes」。這就有點搞笑了，但我知道肯定有能量在干擾，於是我請源頭清理了她身上及房間的能量，經過再次測試，就完全準確了。

　　確定她的肌肉測試的準確度之後，我便開始測她恨她男友的原因是源於哪一層，結果得到的答案是核心層（今生）及遺傳層（家族），而源頭讓我今天先看遺傳層的問題。

　　我靜下心來問了一下源頭，她遺傳層的問題到底是怎麼回

事，我得到了一個答案：「叔叔。」

在這裡跟大家說明一下，心靈療癒的過程，往往就是一個解謎的過程，問題的根源經常是要經過一個個抽絲剝繭的過程，才能找到真相，因此，心靈療癒的過程中必須多些耐心，不能太過著急。

於是我問 Cindy：「你有叔叔嗎？」

Cindy 說：「有一個叔叔，但是不親，很少見面，不可能受到他的影響。」

我說：「遺傳層是涵蓋了七代以內的祖先，有些是幾百年前的祖先，你連面都沒見過，但是你的潛意識就會受到祖先業力的能量影響。」

由於牽涉到叔叔及祖先了，我就說做個家排（家庭系統排列）吧！透過家排的呈現，很清楚的看到，有個惡靈在將她的家族拆得四分五裂，然後這個惡靈一直在說：「還我命來！」

而她叔叔受到的影響最大，於是我問：「你叔叔的狀況怎樣？」

Cindy 說：「我叔叔本來也是有千萬身家的，但是後來不知道為什麼，現在已經是搞得家破人亡了……」

「Cindy，所以透過家排顯示，你恨你男友的主要原因，就

是受到了這個靈的影響，他要把你的家庭給拆散掉！」我説。

「羅老師，不是吧？我前天去抽了個塔羅牌，結果顯示我男朋友根本不愛我，他是在欺騙我！」Cindy 説。

我笑了一下説：「Cindy，你還記得剛剛做能量測試嗎？你的身體還以為你是劉亦菲呢！」

Cindy：「……」

「你知道為什麼嗎？因為有惡靈在干擾，他想拆散你的家庭，所以會干擾你的塔羅牌呀！」我説。

「我瞭解了……」Cindy 説，「那現在怎麼辦呢？」

「不用著急，我超度過很多的靈，我先請他上到第七界溝通一下。」

在第七界，我見到這個靈是個全身冒著黑氣的小男嬰，上了七界也不説話，於是我便在七界中觀想他的故事……

觀想中，我見到一個清朝時期的僕婦，奉了主人之命，將一個男嬰偷偷扔進河裡，其背後原因跟家族中的政治鬥爭有關。

當我説出這個故事後，我就見到這嬰靈的能量慢慢變柔和了下來。而他首次開始説話，他讓我問 Cindy：「在我對你們家族做了那麼多的破壞之後，還讓你的孩子流掉，如果我轉世成為你的孩子，你願意接受我嗎？」

「我這次身體已經這樣了，我不可能再有孩子了！」Cindy 説的語音中帶著絕望。

「Cindy，你先不用管你可不可能再有孩子，他只問如果他轉世成為你的孩子，你願意接受他嗎？」我説。

Cindy 聽到這裡就開始哭了起來：「我願意！我願意接納他成為我的孩子！我覺得他也好可憐的！」

那嬰靈聽到了 Cindy 這句話，全身開始發出聖潔的光芒，變成了一個長著翅膀的小天使，圓圓白嫩的小臉蛋，原來就是愛神丘比特！

我感應了一下這小天使，我跟 Cindy 説：「因為你給了他無條件的愛，這個嬰靈已經從恨意中解脱了，轉化為了愛神丘比特，並且之後會成為你的守護天使，天天陪伴著你，而他其實也是你之前沒有保住的孩子！」

Cindy 聽了之後，又不由自主的哭了起來，過了一陣子，哭得差不多之後，Cindy 漸漸的從之前失去孩子的哀傷走了出來，感覺心情舒暢了許多。但是，她還是有些不甘心的説道：「羅老師，怎麼就不讓我早點遇見您呀？如果早些時候有您在，這孩子就能保住了，不像現在我又看不見他，也不能跟他説話！」

「Cindy，你不會早一秒遇見我，也不會晚一秒遇見我，因

為在你靈魂的藍圖中，是你自己的靈魂安排了要失去這個孩子之後，然後再來找我。」我説。

「我自己安排的？我之前的人生一直順風順水的，我為什麼要讓自己遭遇這麼大的人生痛苦？」Cindy 很疑惑的説。

「Cindy，宇宙中有一條法則，叫做『靈魂自由法則』，每個人無論在生命中發生的任何事，都是自己靈魂的選擇，也是為了自己靈魂的最高利益。」

「最高利益？」Cindy 更迷惑了，「為什麼失去孩子是我的最高利益？」

Cindy 這樣問我一點也不奇怪，因為大部分的人在三維空間太久了，就難去到高維以上帝視角來看見實相了。

我説：「其實無論是量子物理學或是佛學，都説明了我們身處的三維空間，只是個類似 3D VR 的遊戲。每一次的人生，都只是類似競技遊戲中的一場戰鬥，在每次的戰鬥中，你可以選擇不同的角色，打小兵賺金幣，然後用金幣買裝備。

「但是每局戰鬥（人生）結束後，金幣（錢）及裝備（房子、車子）都帶不走，不是嗎？那麼玩遊戲的意義是什麼呢？其實玩這遊戲的意義只有兩個，一個是體驗，另一個就是帳號升級。而靈魂就是我們的帳號，所以靈魂的昇華（帳號的升級）才

是我們靈魂所追求的最高利益。」

「羅老師，聽你這麼說，我好像有點懂了，不過……」Cindy 是位精明能幹的女性，她繼續打破砂鍋問到底：「不過為什麼要讓我孩子死了，我靈魂才能升級？」

「Cindy，如果你人生一直那麼順風順水的，你的靈魂就會一直待在 3D VR 的舒適區中，而不願意覺醒了，不是嗎？」我停了一下繼續，「我就問你一個問題，你想看見你的小天使寶寶嗎？」

「想呀！當然想！羅老師我跟你學吧！」Cindy 興奮的說。

我笑了一下說道：「你看，你自己的靈魂計畫，以你這個可愛的邱比特小天使為獎品，讓自己開始走出三維的虛幻舒適區，然後開始跟我學習，開啟自己的靈魂覺醒之旅，然後你就能自己看見這個小天使寶寶了。而且他還會永遠跟在你身邊，天天陪你說話，然後你還不用換尿布，他也沒有叛逆期跟你天天吵架，你說這個寶寶好不好呀？你自己編的劇本是不是個神劇本呀？」

Cindy 聽到這裡都笑了出來，徹底的從內疚及哀傷的心結中解脫了，整個人變得十分的開心，然後我們結束了這次的療癒。

各位朋友，從這個案例，你聽到了那天使的聲音了嗎？

我討厭我的工作，怎麼辦？

昨天下午，有個朋友 Sofi 來找我作個案，過程挺有意思的，經他同意將療癒過程跟大家分享：

Sofi 目前任職於某政府單位擔任行政工作，其實他很不喜歡這份工作，因為他真正的興趣及專長是親子教育，因此他晚上便戴上假髮去給孩子們上課，因為他擔心被單位發現了會被處分。他來找我的原因是因為他很迷茫，一方面很想離開單位，全力去發展他的親子教育事業，但是又怕如果親子教育沒做起來，他又失去了目前單位的經濟保障，那麼自己孩子的學費可能都沒有著落。

聽了他的困擾之後，我就想建議他，就全力去做親子教育吧，因為那是他的靈魂使命，源頭一定會支持他的。

才正想說出「我的」建議時，這才發現都還沒上第七界呢！還是聽聽源頭怎麼說比較好吧！畢竟個案也是付了高昂的諮詢費用的。

上了第七界之後，我問源頭該怎麼辦？源頭讓我先做個家排。經過短暫的排列，我才驚訝的發現，他不但正在逃離現有的單位，而且也在逃離他所愛的親子教育事業！

看到這個排列，我有點懂，於是去感受了一下他的內心世界。逃離單位不用說了，他的顯意識就是想逃離單位，但是在潛意識中，當他在上親子課的時候，不但有著擔心被單位發現的恐懼，也有對於白天打混、對不起單位的愧疚感，因此在上課的時候心理壓力也很大，沒法完全發揮他的潛力。

這時候，我接收到了來自源頭的一個訊息，讓我跟他說了一段我親身經歷的故事：

我是在臺灣長大的，我那個年代，臺灣的男生在考上大學之後，都必須去成功嶺軍訓六週之後，才能去學校報到。我當時也參加了軍訓，才去一天，我就覺得成功嶺根本就是個人間地獄，才第一天就產生了自殺的念頭，這六週的軍訓不但是度日如年，而且還毫無意義。於是，我就開始想各種方式打混，一下子說腿受傷，一下子說頭疼，反正能不出操就不出操，只要能在自殺前混完這六週就謝天謝地了。

我們吃飯時每六人一桌，每人輪流當一週的桌長給大家打菜，大家只能吃桌長分給你的菜，沒別的選擇，因此桌長擁有分配那少得可憐的肉塊的權力。在我們連隊，每桌每餐只有兩塊小指頭大小的肉，六個人都想吃，但是肉只有兩塊，因此每餐下來，總有四個沒吃到肉的人，對桌長充滿了怨氣。

　　軍訓的第四週，我當了桌長，一見桌上還是只有二塊小小的肉，哪裡還客氣呀！第一勺就先往自己的碗裡打，第二勺就給了我最好的朋友。第一餐吃完，我果然感受到其他四人的敵意，但是我想我也要活下去，人不為己，天誅地滅，所以我也不太在意。

　　但是就這樣過了兩天，我發覺我的第二好友 Billy 不跟我說話了。Billy 考上的是臺大醫學院，那可是全臺灣大學錄取分數最高的，我本來跟他也很好，但是因為肉都分給了我自己及第一好友，這才兩天，Billy 就跟我反目成仇了。

　　到了晚上就寢時間，我根本睡不著覺，心裡開始在想一個問題，我跟 Billy 都是高級知識份子，結果到了成功嶺就跟野狗沒有兩樣，為了兩塊小小的肉就可以互相撕咬，那麼身為萬物之靈中的高級知識份子，到底高級在哪裡？

　　人除了物質之外，就沒有別的追求了嗎？我每天吃了那小小的肉，卻失去了好友，我快樂嗎？我每天打混摸魚，我真的快樂嗎？人，是不是還有另外一種活著的方式？

　　因此從第三天開始，我再也不把肉給自己了，我開始平均的把肉分給大家。才一頓飯，Billy 就又開始對我有說有笑了，而我也感受到別的同桌投射過來的善意。出操時，我也不再找藉

口打混了，開始全力以赴按照長官的指示去進行各種操練。就這樣過了幾天，我發覺每天出操也是件很愉快的事，我發現透過全力的操練，我的意志力變強了，我的身體減肥了，最重要的是，我變得時時刻刻都很快樂！

在高中時，我的成績很普通，但是當我帶著時時刻刻全力以赴的態度進入大學之後，不論我在學習、跳舞或是主持社團活動，隨時都能進入「心流」的狀態，也就是「活在當下」。

在大學四年中，我的成績很好，舞也沒少跳，社團活動也很活躍。最後我以極為優異的成績畢業，並順利進入了全美財務排名第四的名校 New York University 研讀 MBA。

說到這裡，案主 Sofi 也明白了，他說：「從明天開始，我就全力投入單位的工作，晚上上課時，心中就不會背著對單位的愧疚感，而能完全的全心投入到教學之中，這樣兩邊都可以做得很好。」

我說：「太棒了！就是這樣！」

Sofi 說：「那我可不可以弱弱的問一下，什麼時候我才能完全獨立出去？還有我晚上還要不要戴假髮上課呀？」

我忍不住笑了起來說：「我不是算命的，我不確定你何時可以完全獨立。至於假髮，你覺得戴了比較安心就戴吧！」

　　最後，我清理並下載了一些信念給他之後，結束了這次的療癒。

　　在開車回家的路上，由於我忘了切割與他的能量連接，突然就收到了一個訊息，於是我在微信裡跟他說：「源頭說，如果哪天你上課的事真的被單位發現要被查處了，那就是給你訊息告訴你，可以完全獨立出去了！」

　　過了幾秒 Sofi 回了微信給我：「太感謝了！我現在全身充滿了力量！」

Happy Birthday to Me

幾天前來到了溫州，與五年前參加盛和塾日本之旅的「感謝組」好友相聚。

我們這組共有七個好朋友，五男二女，天南地北的在各自的領域都有不錯的成就。其中這次的主人是在溫州開工廠的朋友，這幾年他做得風生水起，事業非常的成功。

由於我這些年與源頭的連接比較強，我去之前就已經知道，這次我也不是單純的去吃喝玩樂，冥冥中我也是被安排去解決某些好友們用人間三維方式解決不了的問題。

其實這些年來，我一直在義務的幫助許多認識或不認識的人解決問題，其中有些是有親人需要超度，有些是對人生感到迷茫，需要阿卡西閱讀來給他們提供生命的智慧。由於我的公司收入尚可，同時也想把眾生從人生的「苦海」中拯救出來，因此我一直沒有收取任何費用。

幾年前，有一次我花錢請了我的老師來公司，幫公司同事超度冤親，結果事後聽到有人說我就是個神棍。我聽了之後對我的打擊很大，我好心自己掏錢去幫助別人，結果還被人潑髒水，我對人性真的感到很失望。從這件事之後，除非是好朋友主動找

我，我很少再主動去管別人的閒事了。

之後在有些課程中，有些學心理學的同學說我有「救世主」情結，其實是一種自己以為高人一等的傲慢。而在學希塔療癒時，也診斷出來我對「療癒別人要收錢」這件事是有創傷及恐懼的，於是就針對這個創傷，進行了幾次的療癒。

同時，由於老師也一再強調，透過收費才能使能量平衡，療癒的能量也才能更好的流動給被療癒者，因此我就開始接收費的個案。因為我療癒的效果還不錯，因此就開始有越來越多的人找我做付費個案。

在抵達溫州之後，如我所料，果然許多好朋友都有需要療癒的狀況。但是對於要不要跟他們提收費療癒一事，我心裡就一直覺得卡得很難受。如果不收費，是否我幫他們治療的能量就流動不過去？如果要收費，這些都是好朋友那麼的熱情招待我，我又怎麼好意思開口？

到了第二天凌晨二點多左右我就醒了，怎麼樣都無法睡著。於是只好把《我們是由奇蹟構成的》這部日劇剩下的四集看完。這部戲的男主角是一個非常活在當下的人，這個世界在他的眼中，永遠充滿了美好與奇蹟。

而女主角是一個自我批判很強的女牙醫，雖說是十足的白

富美，又有個很帥、很好的男朋友（不是男主角），但是卻一直很不快樂。

最後，在結局前男主角對女主角說，其實我在你身上可以說出一百個優點，於是他就開始一個一個的說，連很會刷牙也是優點。到最後，女主角自我批判最強的幾點也都成了優點，女主角聽著聽著不由自主的哭了起來，這才開始真正的接納了自己。

我一口氣看到早上六點才睡，直到八點多我才起床，起床後突然心有所悟，「樂於助人」這件事，就是我靈魂中很大的優點呀！這就是我呀！我幫助別人不是為了什麼，而是因為我就是覺得很快樂呀！每一個靈魂都有他的獨特之處，我幹嘛要去「療癒」自己，把自己變成跟別人一樣呀？

這念頭一轉，我突然覺得心裡好輕鬆，整個人都開心了起來，這才發現原來當天是我的生日！

於是就在朋友圈發了這二句話：「我喜歡那個樂於助人的自己！ Happy Birthday to Me!」

失樂園

許多年前，日本有部非常有名的電視劇叫《失樂園》，片中講述著一段很淒美的不倫之戀。

前天有位許多年沒聯繫的朋友李總找我，他說他其實一直在關注我朋友圈發的療癒個案，因此就找了我想做個案，正好我公司的事剛忙完，於是當場就開始了療癒。

帶他上七之後，他基本上什麼也感覺不到，我跟他說：「這很正常，尤其男性一向喜歡理性思考，所以第一次男性案主幾乎都看不到。不過沒關係，你只要說出你的問題，其餘的由我來操作就好。」

於是，他就開始述說他的狀況：

「我與妻子結婚很久了，有一個在讀中學的孩子，夫妻雙方的感情一直都很淡。而我有一個女朋友，她也跟我在一起十年了，我太太也知道她的存在。由於我女朋友已經三十歲了，家裡逼婚逼得很緊，因此我就詢問了我太太是否願意離婚，她說為了不影響孩子聯考，再等個五、六年吧！等孩子聯考完再離。我把我太太的意思告訴了我女朋友，她說她也沒法再等下去了，於是聽從了家裡的安排，談定了一個對象（小王）。我知道之後很為

我女朋友擔心，因為我女朋友其實條件很好，而小王年紀不但比她小，而且一直在農村工作，收入也不高，我女朋友還得養他。我實在很希望她能找個好對象嫁了，這樣我也放心了。所以請羅總幫我看一下，我到底該怎麼辦？」

當他說完他的狀況之後，我想換了任何人都很為難吧！不過如果有人間三維世界解決不了的問題，那就上升到更高的維度去解決吧！於是在第七界中，我用我發明的「神喻卡」，針對李總的問題進行了一次家排。

首先李總抽到了一張代表「靈性」的卡，這表示其實他本人也是個靈性很高的靈魂，之後他女朋友的卡是一個美麗而孤獨的靈魂。他太太的卡很有趣，是一個代表類似第六界記錄之主的存在。而小王的卡則是一團亂麻，表示他現在的情緒能量很混亂。

四張牌擺上桌面後，除了他太太是在中心點如如不動之外，其餘的卡都往四方各自逃逸，也就是說，誰也沒想跟誰在一起。不但李總本身想從這困局中逃離，我發現他女朋友根本也不喜歡小王，只是故意挑了個小屁孩要氣死李總。而那小王的潛意識也捕捉到了這個根本是個坑，他也莫名其妙的掉了下去，因此心情很亂，不知如何是好。

　　我觀想了一下，感覺到李總對他女朋友的命運，似乎有種類似父母對孩子的控制，父母總是會強加自己的信念在孩子身上，而他女朋友就像是個叛逆期的孩子，父母越想讓她怎樣，她就越想逆著幹，因此才挑了小王來氣李總。於是我問李總：「你現在能夠接受你女朋友的選擇嗎？」

　　李總思索了一下說：「不能！」

　　這時源頭給了我一個訊息：「雪落」，「雪落」是本書第一篇文章，其中講述著我與前妻小雪離婚前夜，我內心的轉折與開悟，於是我把其中有段文字說給了李總聽：

～～～～～～～～～～～～～～～～～～～～～～～～～～～～

　　這是一個月之內，我第三次來到冰天雪地的哈爾濱！

　　兩人坐在車內都沒有說話，我靜靜的望著窗外的積雪，回顧自己在過去兩年的心路歷程：

　　最初，當小雪莫名其妙的提出離婚時，我陷入了極大的痛苦，尤其當廟裡的師父告訴我，小雪是被我的商業對手下符後，我感到更加的內疚。我用盡各種方法，請師父做各種的法事，希望能把小雪救出「地獄」。

我認為這是一個有擔當的丈夫深愛妻子的表現，而小雪身邊的家人及朋友都認為我是個完美的丈夫，這整件事都是小雪在瞎整，但是無論家人朋友怎麼勸，小雪是越勸就越叛逆！直到我經過師父的點化後才發現，其實我的內心只是想要占有小雪，而不是真正的「愛」小雪。

當我明白「愛」是什麼的時候，我同意小雪，只要過了她的本命年就辦理離婚。但在小雪真的離開後我才發現，自己有可能是在「害」小雪，因為從小雪的命理來看，如果我倆離婚，小雪會一次次的重複痛苦的親密關係，直到最後孤獨終老一生……

我如果明天簽了字之後，是不是反而害了小雪呢？

車窗外的雪花一片一片的飄落，有的落在樹上，成為美麗的風景；有的落在地上，成為腳下的爛泥。但是，每片雪花各自有各自的宿命，每個人也有每個人來到人間的體驗，我有什麼立場去評判，在樹上的雪花就一定比腳下的好呢？

如果小雪的靈魂計畫就是要透過一次次的感情痛苦，而最後大徹大悟呢？就像是難道父母因為心疼孩子會受苦，所以就把他們一直禁錮在身邊，而不讓他們出國念書，這樣做對孩子真的好嗎？這樣的父母是真的愛孩子嗎？

此時我的心中已經有了答案……

~~~~~~

「雪花紛紛飄落，片片各得其所。」

我送了這句話給了李總，然後我問他：「李總，你現在感覺可以接納你女朋友自己選擇的命運了嗎？」

「我接受吧！」李總心中飄過一絲哀傷。

我聽李總這麼說，便再感應了一下他的卡，結果發覺有股力量還在把他繼續的往外推。

我心知有異，於是閉目感應了一下，突然覺得毛骨悚然，我知道有惡靈來了，而且這惡靈一直發出女人「哈哈哈！」的狂笑聲。

我將這惡靈請上了第七界，結果出現了一個很奇妙的畫面，本來我以為我會看見一個披頭散髮的瘋女人，結果我見到了一個類似聖母瑪麗亞的女子，全身散發著金光，懷中抱著一個嬰兒。看到這個畫面我也有點懵，但也如實的傳達給了李總，結果他更懵……

我靜下心來感應了一下這個女子，發現她漸漸幻化成了個清朝的妃子裝扮，而手中卻抱了個死嬰，於是我請源頭呈現完整的故事給我。原來李總是清代的一個皇帝，而這「惡靈」是他的

一個妃子，在這妃子生下男嬰之後，因遭到其他妃子的忌恨，因此設計將孩子害死。這傷心欲絕的妃子在失去愛子之後就瘋了，不明真相的皇上，也不再去探望一個瘋掉的妃子，最後這名妃子在冷宮中瘋了一輩子，而深藏在心中對皇上的愛及恨，讓她那世淪入鬼道，一直跟在李總身邊。

當我剛開始說這個前世時，李總便開始哭了起來，一直到我說完，他仍是止不住的哭泣。過了一陣子，我見他情緒平穩了一些，於是就問他想對這個妃子說什麼，李總又不能控制的哭了起來，他邊哭邊說著：「對不起、對不起、對不起、對不起……我愛你！」漸漸的那個靈發出了金光，又亮了起來，然後消失不見了。

這時，我突然收到一個訊息，李總的女朋友就是那世的妃子，而那小王就是那世死去的孩子，於是我又開始去感受每張牌的能量變化。發現李總的女朋友及小王，已經在靈魂層面認出了彼此，小王的卡便跑過去跟李總的女朋友在一起了，而李總的女朋友也知道這是一個需要和解的業力，於是也願意好好的去照顧小王。而李總似乎也下定決心要先脫離這一切，自己一個人去走上一條未知的靈魂探索之路。至於李總的太太仍然是如如不動的在原地，像個太陽般，默默的散發著愛的光芒。

至此，李總的心結也打開了，於是問了一下源頭，這整件事背後要給李總的禮物是什麼？源頭說：「愛的本質。」

我又問什麼是愛的本質，源頭說：「看見、尊重與自由。」

最後，我將李總身上一些負面能量拔除及和解，同時給他下載了一些能支援他的信念及能量，李總表示整個人舒暢通透了許多，於是我們結束了這次的療癒。當然，李總的案例是足夠精彩讓我記錄發表，但是由於此事過於隱私，所以我也沒開口。

到了晚上快九點左右，李總發微信給我：「羅總，今天療癒中的前世，是真實的還是隱喻出來的？」

我說：「如果只是隱喻的，你為什麼會哭呢？」

李總說：「好神奇！」

之後李總說，今天的療癒很寶貴，他希望我能幫他記錄下來以化名發表，於是才有了這篇文章。

最後，我的感想是：「一切皆有因緣，放下評判，去看見愛！」

阿彌陀佛！

星際迷航

　　今天有位靈性很高的朋友晨雪來找我做個案，她本身就是個非常強的療癒師，與源頭的連接也非常的快速而精確，同時她卻又十分理性而冷靜，總給人一種女戰神的感覺。她的男朋友是她的雙生火焰，然而她卻有個信念，就是會一直把男友投射成父親。

　　我帶領她上七之後，就看見四個記錄之主坐在方桌的四邊在開會，而她是其中一個。其他三個都是坐著的，只有她站起來，兩手撐著桌面，很強勢的表達她的主張。我靜下心來感受她說話的內容，發現她在說：「我就是要當女兒，我不想當老婆！」

　　我直覺感覺到她對雙生火焰的夫妻關係有恐懼，於是請她做了一下肌肉測試，果然她在靈魂層對雙生火焰有著很深的恐懼。但是她又想跟她的雙生火焰在一起，於是在生生世世的輪迴中，她一直在逃避與雙生火焰成為夫妻，而是大多以父女關係出現，來享受來自雙生火焰伴侶的疼愛。

　　但是這已經是她與她雙生火焰的最後一世了，她與她男朋友以夫妻關係結合，是一個逃不掉的功課了，於是我問她是否要

拔除她對於雙生火焰的恐懼，以及把男友投射成父親的信念，結果她遲疑了。

我明明可以迅速的轉換她與男友的關係，但她卻不願意了，在源頭的振頻中，我能感受到這件事的背後，還有一個很深的根源，那就是幾乎是所有人痛苦的根源「自我懲罰」，如果不解決她的「自我懲罰」，那麼她無論怎麼療癒，都是徒勞無功。

於是我讓她又做了一次肌肉測試，問題是「我恨我自己」，果然在歷史層中，她恨她自己，於是我就請源頭向我展示這個信念的原點畫面給我看。

首先，出現在我眼前的是一片無垠的太空，太空中有一艘維修艦在悠閒的飛行，我看見他（那世是位男士）身著銀白色的太空服，是這維修艦的指揮官（Mr. N），而他翹著二郎腿，悠閒的喝著咖啡，船艙中還放著輕音樂。

不知道為什麼，我感覺駕駛員的心中很著急，他似乎想要快點將一些重要的維修器材送到某個人造星體去進行搶修任務，而站在晨雪身邊的大副，心中也似乎隱藏著強烈不安，覺得指揮官怎麼還這麼悠哉，而不加速趕去進行搶救任務？接下來，我看見維修機已經看見目標星體了，Mr. N 笑著站起了身，整了一下身上的制服，心中似乎很輕鬆的說：「Job Done!」

突然間，目標星體發生了劇烈的爆炸，短短的幾分鐘內，60%左右的星體全被炸飛，而剩下的星體也都成了宇宙的殘骸。

　　有時候跟個案說前世是一件很不容易的事，尤其是透過語音，我看不到對方的狀況，也不知道對方信不信。我見語音那頭沒聲音，我就問她聽了有什麼感覺，她以很冷靜的聲音說：「那人造星體應該在參宿三附近。」

　　一般來說，在希塔的振頻中，如果一個人負罪感最深的訊息開始出現之後，應該都會開始大哭（尤其是女孩），但是晨雪似乎還是那麼冷靜。不過至少她開始跟我同頻部分訊息了，而她的冷靜更像是一種強大的心理防禦機制，在保護著她不受二次傷害。

　　於是我又繼續往下看，下一幕我見到一個華麗的皇宮，而Mr. N跪在地上，雙臂被兩邊的守衛高高的反舉著抓住，他的頭則垂下，望著大理石的地面，而他的心中一直罵著自己混蛋。此時，我問她看見了什麼，她說她什麼也看不見，只看見大理石的地面。

　　我見她訊息開始完全同步了，於是問她接下來看見什麼？她說她看見自己在一個暗無天日的地方，躺在那裡，每天等死。

　　我見訊息差不多了，於是就讓她請那一世的自己（Mr. N）

上到第七界，我問她 Mr. N 是什麼樣子，她不屑的說，Mr. N 還是那副死樣子。接下來我讓她把那一世死去的冤魂全部請到第七界來，請來之後，我請晨雪問這些冤魂，有什麼想對自己說的話，晨雪說他們都是她害死的。我問晨雪有沒有什麼想對他們說的，她說：「都已經發生了，就這樣子唄！」

其實在一般的個案中，只要晨雪先請求冤魂的原諒，然後再原諒前一世的自己，療癒就完成了。但是到目前為止，晨雪似乎一直沒按照「套路」走，關鍵還是在於她心中的那個防禦機制太強大了，以致於連那麼多的冤魂都沒辦法打破她的心防。

我靜了下來感受她的心，發現她的心有個很堅硬的合金外殼，她說她也看見了。於是我說：「你是否願意現在把你的心請到第七界來？」她說願意，於是我便把她的心請來了第七界。

然後我又問晨雪：「現在你是否願意請源頭把你的心打開，讓我們看看裡面有什麼好嗎？」她說好，於是我們就看見這個心型合金鐵殼打開了。

我問她：「你看見了什麼？」

她說：「我看見了一顆鮮活的心！」

這時我說：「現在請你把那顆鮮活的心拿出來放在右邊，把合金鐵殼合上，放在左邊，然後，你可以選擇一個放回你的

身體。」

晨雪遲疑的說：「我想放回那顆鮮活的心，但是我又怕沒有保護之後，我會受到傷害！」

我說：「沒關係，我們可以先試著把那鮮活的心放回去看看，如果覺得不舒服，我們隨時可以換回來好嗎？」

晨雪：「好吧！我們試試！」於是她就拿了那顆鮮活的心放進了身體。

「你現在感覺怎樣？」我問。

「我感覺我有了新的生命，而這顆心似乎等了我好久，它現在很喜悅！」晨雪說。

我見她開始拿回她的真心了，便說：「你現在去問那一世的你，你問他有什麼想對你說的？」

「他說，他想讓我抱抱他！」晨雪的聲音中已經開始有些哭音。

「那麼你想抱抱他嗎？」我問。

「我不想！我不想原諒他！」晨雪啜泣的說。

我說：「你跟你男友在吵架之後，如果你想要他抱抱來安慰你，他會怎麼做？」

「無論我們吵得多凶，只要我想抱抱，他一定都會過來抱

抱我！」晨雪哭著説。

我問：「那你的感覺怎樣？」

「感覺很溫暖⋯⋯」

「那你現在可以試著去跟你的男朋友一樣，去抱著那一世的你給他溫暖嗎？」我説。

「可以試著抱一下。」她説。

於是她就走過去抱了一下 Mr. N，然後就放開了。

我説：「你現在問一下 Mr. N 的感覺怎樣？」

「他現在可以抬起頭看我了，好像有了點光，但他説還想讓我多抱他一下。」晨雪説。

我説：「那你想再多抱他一下嗎？」

「那要看他的表現。」她的聲音中仍有一股倔強。

我問她説：「當你想讓你男朋友抱抱時，他會跟你談條件嗎？」

晨雪聽到我這麼問，她眼淚的防線瞬間就崩潰了，她哭著説：「不會，他永遠給我的都是無條件的愛！」

我讓她好好的哭了一會兒，這才又問她：「那你願不願意給那世的自己無條件的愛呢？」

「我願意！」她肯定的説。

於是她又再度走向了那世的自己，緊緊的擁住了 Mr. N……

過了好一會兒，我問她：「你現在覺得怎樣？」

「感覺好多了，整個心輪開放輕鬆了好多，然後我的前世也亮了許多！」她說。

「很好，你接下來可以經常來第七界找你的這個前世說說話，漸漸的他就會與你合一了。」我說。

「我知道了！」她的聲音中帶著喜悅。

「最後，現在你想對這世所有的冤魂說些什麼？」我問。

「我想對他們說對不起，並請求他們的原諒。」

於是，她開始真誠的對所有的冤魂致歉並請求原諒，我看見這些冤魂在源頭的光中漸漸變亮，最終飛回了晨雪的身體，成為她全新的力量。

結束前，我們將之前的問題都重新做了肌肉測試，結果全部都療癒了。

最後，我只想寫下一句話：「愛是一切的答案！」

根

今天有位王總來找我，王總是一名白手起家的企業家，生意做得挺不錯的，他經常很自豪的說，自己完全沒靠家裡，全是靠自己打下的江山。王總在兩、三年前與他老婆 Vivi 結婚，並且生了一個很可愛的女兒妙妙。但是自從 Vivi 生了寶寶之後，就得了產後憂鬱症，並且一直覺得北京不是她的家，於是這兩、三年就回去一直住在她的老家杭州，以至於夫妻倆人益發的疏遠……

王總是我多年的好友了，平時也是無話不談的，他說有件事挺奇怪的讓我看看，我問什麼事？王總說最近他兩歲多的女兒妙妙，老是叫她媽媽「老婆」，要不就說自己是爸爸，而 Vivi 是寶寶，而 Vivi 擔心孩子的性取向是不是有什麼問題？

我聽了之後笑著說，不是妙妙的性取向有問題，而是從小缺愛的 Vivi 離開了自己的位置，而跑去了孩子的位置，所以妙妙就跑去了爸爸的位置來照顧 Vivi 了。

王總說：「羅總，你就上七幫我看一下，讓我也體驗一下你那神奇的療癒唄！」

我心想，原來老王今天是來蹭療癒的呀！以我和他的關係

也不好收錢，那就幫他看一下吧！

上七之後，我便用神喻卡進行了五行家排。王總先抽了Vivi 及妙妙的卡，然後莫名其妙的指著我卡包中一張新光三越的會員卡說：「我就用這張吧！」結果家排呈現的結果直接打我臉了，因為 Vivi 及妙妙都在自己的位置沒動，而王總的牌則直接離開了家庭的場域。

好吧！我心想，於是問王總：「你內心是不是想離開這個家？」

王總歎了一口氣說：「是的……」

我說：「所以妙妙的潛意識已經捕捉到你內心的想法了，因此想要代替爸爸去照顧 Vivi。」

王總：「……」

我看了一眼王總的卡，突然發現他的新光三越會員卡，在傳達他真實的內心世界，於是我跟王總說：「這兩、三年你是不是覺得自己像張新光三越卡似的，一直被刷卡消費著，你覺得精力透支、心力交瘁，所以想離開這個家？」

王總：「是的……」

看來病因是被看見了，於是我又去觸碰了一下王總的卡，發現他已經不再往外走，但是也回不來，至於妙妙的卡還是原地

不動，但是 Vivi 的卡卻開始向外離開。

我心想怎麼回事？怎麼越做越糟糕，於是問了下源頭，源頭說：「有靈！」

原來又是惡靈作祟呀！於是抽了張卡來代表靈，結果一看居然是張像個大樹的母親，雙手環抱著一團光，而這張卡代表著「靈性的守護」。

我感受了一下這張卡，原來它代表了祖宗，我一把這張卡放在中心的土位，所有的卡就都自動歸位，而且非常穩定。

「你家裡祭祖嗎？」我問。

「有呀！有位大師多年前就讓我在家中供奉祖宗牌位，而且我還天天上香呢！」王總說。

「是天天上香沒錯，但是你真的與祖宗有連接嗎？」我問。

不知道為什麼，王總聽到這句話，眼眶就開始紅了起來，他說：「我從小就沒享受過什麼母愛，我一直都是靠自己的打拚走到了現在。可是不知道為什麼，雖然我的事業外表光鮮，而 Vivi 及妙妙也都很可愛美麗，但是我的內心總覺得哪裡都不是我的家，我沒有家，我就是個孤魂野鬼！」說到這裡，王總已經是泣不成聲了。

在他哭的時候，我問了一下源頭，源頭說：「因為他是個

驕傲的靈魂，覺得自己的一切都是自己奮鬥來的，與家族沒有半點關係，因此就失去了與祖宗的連接。而失去與祖宗連接的人，就像是個大樹沒有根，遲早都會枯萎凋零……」

我把源頭的意思傳達給了王總，並讓他去感受與祖宗的連接，他閉上眼睛靜靜的去感受，漸漸的，他臉上出現了笑容。

「我在與祖宗用心連接之後，突然感覺自己有根，而且落地了。有股非常強大的能量從巨大的根部傳來，我一下子覺得自己變得非常有力量，而且不再是孤魂野鬼了！」王總說。

這時我想到已經過世的海靈格先生曾說過，如果一個人與家族系統斷開了連接，便會變得非常沒有歸屬感及安全感，而且很容易罹患憂鬱症。

最後，謹以此文獻給一直默默支持我的祖宗及家族們，感謝你們一直容忍我的傲慢，現在我看見你們了，對不起、請原諒、謝謝你們、我愛你們！

應無所住而生其心

六祖慧能在少年時，有次聽人誦《金剛經》中的一句話：「應無所住而生其心。」當下便頓悟而開啟了他傳奇的一生。因此，「應無所住而生其心」這句話可以說是《金剛經》這本書中無上智慧的總結，也是開悟的關鍵！

今年過年去了趟三亞，出門前見車鑰匙放在桌上，覺得有些不放心，於是便找了個地方藏了起來。過完年回家，自己跟阿姨找了三天，但死活就是找不到車鑰匙。

過了三天實在沒辦法了，想到阿卡西群裡，曾經有人用阿卡西閱讀找到了失蹤的孩子，於是就想說試試吧！也不知道阿卡西紀錄這麼高維的東西，對於這麼具體的問題能不能精確的回答。

於是我在群裡發出閱讀的請求，結果一位從未交談過的 Yang 同學就說她來試試。結果一打開我的阿卡西紀錄，她就看到一個小孩很開心的在奔跑。我自己觀想了一下自己的內在小孩，果然是這個狀況，而不是以前那個縮在角落發抖的大雄（是的，我以前的內在小孩，就跟《哆啦 A 夢》裡的大雄一個樣，有個凶巴巴的媽媽），我知道內在小孩狀態的轉變，是源於昨天

看了《你好，李煥英》之後的能量洗禮有關。但是我的目的是要找車鑰匙，所以就請 Yang 幫我讀車鑰匙到底在哪裡？

　　她讀了一下，說跟感情有關，問我是不是還有段感情還放不下？此時，我直接感應到是我對已故母親的不捨。雖然之前她對我很嚴厲，但是這些兒時的創傷都被《你好，李煥英》的高頻能量震碎成眼淚流出了，現在剩下的只有對母親的愛及不捨，心裡有個聲音一直說，為什麼當初不好好的對母親表達心中的愛，而讓她就這樣走了。

　　Yang 說高靈們讓我放下，我可以更自由的飛翔，其實媽媽沒有走，我隨時可以去找她的。我知道高靈們在說什麼，我母親雖然已經過世，但是我仍然可以在更高的維度去跟她溝通，而母親不會用我對她的愛來限制我，她永遠會希望我飛向更廣闊的天空。

　　這時，《金剛經》「應無所住而生其心」這句話在我心中升起。住就是執著，而愛是執著、恨是執著、恐懼也是執著，這些執著阻礙了我們順著生命的大河往前奔流。其實，往更深層次說，就是我們不願意臣服及接納生命的「如是」，也就是當下，所以才形成了執著。

　　結束了閱讀後，我覺得自己的能量似乎變得更加的自由了，

但是，過了一會兒，我才發現高靈們根本沒跟我説車鑰匙在哪裡。不過，我知道車鑰匙不見的背後，是高靈們讓我去進行這個比車鑰匙重要百倍的閱讀，開啟我全新的生命能量，這就是我通往更高境界的「車鑰匙」！而我心中對高靈們、Yang 以及生命的奧妙充滿了感恩。

心念至此，已無所惑，打開微信一看，阿姨説：「車鑰匙找到了！」

神奇的鑰匙

找到車鑰匙之後兩週左右，我的車鑰匙又掉了！我跟阿姨花了一週的時間，到處翻了六、七遍還是沒有，而我覺得實在太搞笑了，也不好意思找同學讀了，於是接納了這個事實，天天開著另一臺小車上下班。

前幾天幫好友王總做了一次療癒，發現我跟他的狀況其實挺像的。因為從小比較缺乏母愛，所以精神上跟家族的連接就斷裂了，老覺得在哪兒都沒有家，於是這些年努力的修行，讓自己的意識振頻提高到了一個相當高的境界，但是，心裡知道與源頭並沒有百分百的合一。不過我也知道一切自有安排，也沒有強求去與源頭的完全合一。

做完王總的療癒後，便開始寫他的個案《根》，寫完之後我又仔細看了下整個的過程，並且開始與家族祖宗們連接，頓時感覺到自己就像顆大樹，接上了巨大而深入地球的根。而透過這些根，我與地球所有的一切都產生了連接，突然一個強烈的感覺湧上，我與源頭完全合一了！

我沒想到居然是透過這種方式與源頭完全合一，但我瞬間知道為什麼了：

　　臉書一直強調一個「六維理論」，也就是說，我們可以透過六層朋友關係找到世界上的任何人，那麼當我與祖宗們（七代內）連接的時候，我是第七代，父母是第六代……，而最早的第一代祖宗，正好是與我隔著六層的關係，因此，我透過與祖宗們的連接，可以連接上世界上每一個靈魂，進而與所有的靈魂合一。

　　由於我這些年一直把注意力放在上三輪與源頭的連接上，對於下三輪一直不太重視，而下三輪正是與這三維世界的連接。透過接納自己目前仍是生活在三維世界的事實，我打通了下三輪，進而與祖宗及世界進行更好的連接，也就是說我「落地」了，透過我（人），連接了天與地，最終與源頭完成了完全的合一！

　　當然，也有許多人與我是相反的，他們非常落地，很重視三維世界的生活，那對他們而言，如何想要與源頭合一，則需要去提高自己的意識振頻，去與「天」也就是高維智慧連接，最後達成與源頭的合一。

　　在完全合一的第二天，物業通知我，有人在地下室撿到了我消失一個多月的車鑰匙。我覺得以後要把這把神奇的車鑰匙好好的供奉起來，因為它是來自源頭的禮物！

愛

今天早上做了一個很奇特的個案：

今早有位女士 Lisa 找了我做個案，她說她跟她哥哥 Terry 的感情一直很好，後來哥哥交了一個精明幹練的女朋友，交往了四年之後論及婚嫁，結果女友說想要辦理結婚登記的話，必須在婚前將他們家所有的房產全部過戶到女方名下。Lisa 的母親一聽，覺得這女人太厲害了，於是便強力反對這門婚事，而這女友見此處沒戲，過了四個月就嫁了別人。

Lisa 見到哥哥很鬱悶，於是便好心介紹了一位做室內設計的女朋友 Jane 給她哥哥，由於 Terry 也是室內設計師，所以兩人一見如故，情感發展得很快。但過了不久，Jane 的身體出了問題，於是 Terry 就借了一筆錢，給 Jane 到美國治病。結果可能是因為病情比較嚴重，Jane 就一去不回了，而 Terry 則是「人財兩失」。

Terry 負氣之下交了個女友，結果女友交往沒幾天就懷孕了，雙方家長就議定要辦婚禮。Terry 其實根本不喜歡這女友，當初只是「報復性消費」了一下，沒想到就把自己陷入了一個不幸的婚姻中。在婚禮當天，Terry 還想當「落跑新郎」，結果在

家人曉以大義下，才心不甘情不願的結了婚。而婚後果然很不幸福，而且本來欣欣向榮的事業也開始衰敗。

Terry 於是把矛頭指向了 Lisa，認為他一切的不幸，都是妹妹介紹那個衰病鬼 Jane 引起的，並開始不斷的跟 Lisa 要錢。而此同時，Lisa 原本發展得很不錯的事業也倒閉了，在給了 Terry 幾次錢作為補償之後，Lisa 也不堪重負，於是希望我能幫她看一下這個問題。

我聽了這麼長而複雜的劇情之後也有點懵，心想這關 Lisa 什麼事呀！Terry 也太莫明其妙了吧！但是既然人家付了諮詢費來找我，也不是來聽我用頭腦說話的，於是便帶她上了七。

在上七的過程中，我發覺 Lisa 全身被一股黑氣包圍著，我什麼也看不到。到了第七界之後，我問了一下 Lisa，她也說什麼也看不見。於是我將這黑氣請了出來，發覺並不是什麼惡靈，而是 Lisa 自己的愧疚感。我問 Lisa：「你是不是覺得很對不起哥哥？」

我剛說完這句話，Lisa 便開始哭了起來，「是的！」她說。

其實以人間的角度來看，Lisa 也只是好心替哥哥介紹女朋友而已，有什麼好對不起的？看來這背後有更深層的原因才對。於是我讓她抽了四張卡，分別代表 Lisa、哥哥、媽媽及爸爸。

說真的，她的爸爸在上述的故事中根本沒有出現，我也不知為何，我讓她也抽了爸爸的卡。更搞笑的是，她爸爸的卡是一個妖媚的女人穿著舞衣在跳舞，裙擺四散飛舞，有點像傳說中的九尾妖狐，我實在不知道這是什麼意思，只好先當做沒看見算了。

當這四張卡一進入五行家排的場域，我就發現 Terry 的卡有股抓取的能量，而其他爸爸、媽媽及 Lisa 的卡全往四方逃逸，結果這個家只剩一個茫然的 Terry 在原地不知所措。

Lisa 聽我描述了之後，馬上說她們家現在確實已經開始呈現這個狀況了。我心想 OK，那接下來怎麼辦？於是問了一下源頭，源頭說她們家需要一份「愛的連接」，於是我就抽了一張卡代表「愛的連接」，而當這張「愛的連接」進入家排中心的土位之後，Lisa 就回來了，但爸媽往回走了一下便進不來了，而 Terry 卻開始向外逃逸。

我心想，這 Case 還真是有點複雜呀！於是看了一下那張「愛的連接」卡，發現這張卡實在太特別了，卡上畫著一個小嬰兒被媽媽坐在地上抱著，而媽媽身後有匹「狼」緊貼著媽媽，同時用尾巴環抱著媽媽與寶寶，好像在保護她們一樣……

我心裡嘆了口氣，還是不知道這是什麼意思，於是請源頭呈現整個劇情給我看。結果我足足看了三分鐘，才看見「上集」

的劇情：

　　我首先看見一個美麗的天使，因為偷吃了禁果結果懷孕了，於是她遭到了懲罰，她的雙翼被燒毀，這折翼的天使則掉落在一片雪地之中，在冰天雪地中，她生下了一個女嬰。

　　當這母親與寶寶正在瀕臨死亡之際，雪地裡出現了一隻巨大的狐狸，而這狐狸連拖帶拽的把這對母女帶回了自己的山洞，並且天天在外覓食供養這對母女。過了一陣子，母親終於支持不住而病死了，於是狐狸便獨自肩負起照顧女嬰的責任，將這女嬰漸漸養大，而這小女孩也一直把這狐狸視為自己的父親。

　　到了這小女孩大約五、六歲左右，狐狸被獵人開槍打死了。小女孩見狐狸爸爸一直沒有回來，於是獨自出去尋找，找呀找的，有一天終於來到了人類的世界，在茫茫人海中持續著找著她的狐狸爸爸。

　　看到這裡，也不知是我累了還是怎麼了，就沒有更多畫面了。但是我知道有許多訊息，需要透過溝通讓它流動起來，才會有更多的訊息進來。於是我便把這個奇特的「故事」說給了Lisa聽。在我敘述完這個故事之後，Lisa突然說了一句話：「後來這小女孩長大了，找到了自己的幸福！」

　　在這一瞬間，我明白了，這其實是Lisa的一個前世，她就

是這小女孩，她母親就是那折翼的天使，而那狐狸就是她今生的爸爸。

我把這些告訴了 Lisa，她也很開心，但我突然發現，這個案中的男主角 Terry 又是誰呢？是獵人？不是！那到底是誰？

此時，一個銀白色短髮瘦瘦的老頭出現在我腦海，於是「下集」開始了：

我看見那小女孩在茫茫人海中找呀找著，到了晚上又餓又累，於是窩在垃圾桶旁邊坐著掉眼淚。後來有個老頭路過，見到這小女孩，便帶她回家，成了她的義父，這義父話不多，但是給了小女孩所需的一切。後來小女孩長大結婚了，還沒來得及回報她義父，她義父就去世了，於是小女孩立誓要在來世補償她義父，而她義父則是 Terry，她現在的哥哥。

看到這裡，我真是鬆了一口氣，至此全案宣告偵破！於是我跟 Lisa 説了這前世，並且跟她説：「因為你前世覺得虧欠了你義父，所以你就顯化了一個跟你『討債』的哥哥來讓你還債。」

「羅老師，那怎麼辦呢？」Lisa 有點擔心的問。

「沒關係，我們就請你那世的義父到第七界吧！你見到他了嗎？」我説。

「我看見他了！」Lisa 說。

「好的，你把你想說的對她說吧！」

於是 Lisa 便開始對她義父說：「對不起、請原諒、謝謝你、我愛你……」

漸漸的，我見到她義父展開了一雙巨大的白色翅膀，然後化為一位大天使。

我對 Lisa 說：「你問問他想對你說什麼？」

Lisa 靜下心來聽了一下說道：「他什麼也沒說……」

「那我問問他吧！」於是我問了那大天使為什麼不說話？

大天使說：「愛不需要言語……愛無需條件……愛更沒有虧欠！」

聽了這話之後，我與 Lisa 都十分的感動，於是我再度去感受了所有神喻卡的狀態，這時發現爸爸、媽媽及 Terry 的卡，都回到了自己的位置，只有 Lisa 在中間那張「愛的連接」四周繞著圈，開心的跳舞！

最後，給 Lisa 拔除了一些能量，並下載了一些喜樂的能量之後，Lisa 覺得整個人都輕鬆了起來，於是我們在光與愛的沖洗中，結束了這次的療癒。

後記：

我想起聽過一句話：「業力其實是未經轉化的評判！」

在這個案中，其實 Lisa 的大天使義父對她是無條件的愛，但是由於 Lisa 自己的虧欠感，從而在這世顯化了她哥哥對她「無盡的索取」。所以，如果我們能沒有評判，就能接納一切，從而進入第七界與源頭合一。當我們能昇華至第七界時，自然也就不再受到第六界因果律的限制，也再不會有業力的存在了！

因為，愛不需要言語⋯⋯愛無需條件⋯⋯愛更沒有虧欠！

源頭之光

今天 Helen 找我做個案，她是一位希塔療癒師，她說她前幾天見到同學做個案時有惡靈出現，自此以後她心中就產生了恐懼，也感覺自己的身邊有惡靈，於是希望我能幫她處理一下。

我聽了之後便要帶她上七，但是我突然感覺一束光芒在心中亮起，於是我便開始引導她去感受那束光，然後感覺到那束金光漸漸的擴大，照亮了她的全身。光，再繼續的擴大，照亮了她的房間、屋子、整個城市、整個中國、整個世界，直到照亮了宇宙的每個角落，最終與源頭完全的合一。

這時我問她有什麼問題要問源頭的嗎？她說：「沒有了！」

光照之處，只有愛與自由！

輪迴

昨天有位希塔的同學 Alice 來找我，她的氣色很差，我嚇了一跳問她怎麼回事，她說她最近一直覺得身體很累，任何小事都辦不了，連下樓去買個東西身體也動不了，但是之前去過醫院也沒什麼太大的問題，因此想找我幫她看看。

在上七的過程中，我發現她全身都是黑的，而她自己則看見自己的意識是具躺著的屍體，我心想，Alice 的死亡動力還真強啊！同時 Alice 說在上七的過程中，有許多的冤親拖著她，讓她舉步維艱，我也看見了同樣的畫面，但是我沒太理會，還是先上七再說。

上了七之後，我先將 Alice 身上的那些冤親都請了出來，發現他們都發著光，於是我問 Alice，有沒有什麼要對她們說的？Alice 一股火冒了上來，開始罵那些冤親。罵了兩、三分鐘之後，Alice 的氣也消了，她說這些冤親其實是她的爸爸、媽媽及妹妹，她一直覺得爸媽很不公平，只疼妹妹不疼她。

但是她現在已經看到了，在之前某一世，Alice 是個員外，娶了個大老婆（今生的媽媽），生了個男孩子（今生的爸爸），結果這員外又娶了個小老婆，生了個女兒。然後 Alice 員外就只

疼小老婆及女兒，而大老婆及兒子一直覺得很不公平，所以今生是一個因果輪迴，上天也讓她來交互體驗那世大老婆的感覺。

聽到這裡我便跟 Alice 說：「其實一切都是自我的評判造成的罷了，也就是說，你內心覺得對不起大老婆及兒子，所以不允許自己放過自己！」

Alice 沉默了一下，然後說：「我又看見更早的一世，因為他們對我不公平，因此員外那世，就是要讓他們去體驗不公平的感覺！」

「那再更早一世呢？再更更早一世呢？」我說，「所以這是個無窮的輪迴，如果在程式的角度來看，這是一個 Bug ！」

「那怎麼辦呢？」Alice 問。

「很簡單呀！輪迴是第四界的問題，你就直接上到第七界，用源頭的角度去看這件事就結了！」我說。

Alice 本身靈性就很高，她閉目觀想了一下，突然就笑了起來：「就是一場戲是吧！我覺得還挺好玩的！」

我見她已經收到了源頭的禮物了，於是請源頭將她身上不能支持她的能量拔除和解，並且下載一些喜悅的能量給她，在愛與光中，我們結束了這次的療癒。

本來無一物

前幾天做了個很有禪機的個案，我自己收穫也很大，經案主同意以化名發表：

Maggie 昨天找了我做個案，我沒見過 Maggie，但知道她學過阿卡西紀錄及希塔療癒，她本身就是一位很優秀的療癒師。但所謂「醫不自醫」，因此她希望我能幫她解決一下她孩子不學習的問題。

她的兒子 Peter 馬上就要高中升學考了，但在過去的兩年一直不去學校上課，但每次考試成績還不錯，因此她也就允許孩子不去學校的行為了。到了最近一年，兒子開始變本加厲，連在家也不學習了，學校成績一落千丈，因此 Maggie 十分擔心，覺得自己很失敗，於是找我希望能找出問題所在。

帶了她上七之後，我用神喻卡排了一下，發現 Peter 並沒有遠離學習的意思，而是學習似乎被一股無形的力量給推走了。而 Maggie 抽到代表自己的卡是張黑天使，而這黑天使則遠遠的逃離了家的場域。這有點奇怪了，於是我問了一下源頭，又抽了一張卡代表 Maggie 的高我，結果是一張白天使，而就是這白天使，把 Peter 的學習給推走了。

　　我連接了一下她的白天使高我，問她為什麼要推走孩子的學習，她說因為她要讓 Maggie 看見自己的不接納。

　　這時，我跟 Maggie 都感覺到 Maggie 的心輪有把鎖，於是我讓 Maggie 把這個鎖請到第七界去。結果沒想到這鎖十分的頑固，怎麼請也不上七界，這也是我第一次遇見這樣的情況。

　　無奈之下，我讓 Maggie 試著去打開它，漸漸的，Maggie 說她看見了一條門縫慢慢的打開。我跟 Maggie 說，這是你心裡的倉庫，你就勇敢的去打開它吧！於是 Maggie 把門完全推開，結果一推開門，Maggie 就看見一堆灰的、白的全都湧了出來！

　　過了一陣子之後，Maggie 說她能量輕盈多了，我感應了一下，確實輕盈多了，但我說這倉庫深處還藏了個很沉重的保險箱，裡面鎖著她最不願意看見的東西，Maggie 說她也感覺到了。我直覺感應到，這保險箱裡的東西跟 Maggie 想離開父母親有關，便問了一下源頭，得到的答案是「戀父情結」，於是讓 Maggie 做了一下肌肉測試。

　　很奇怪的是，Maggie 的測試結果是，她在所有意識層都沒有戀父情結，但是在靈魂層是有的。照理說，如果所有意識層確實沒有戀父情結，那麼靈魂層也不會有。我感覺到這是 Maggie 生生世世的功課，她應該在累世有過這方面不少的痛苦，因此

十分抗拒去看見，同時也想遠離父母，避免又觸碰到這方面的創傷。

但是，該面對的還是要去面對，我問 Maggie 願意去打開這保險箱嗎？ Maggie 說願意，於是她就打開了這潘朵拉的盒子……

「啊？裡面是空的！什麼也沒有！」Maggie 輕呼了出來。

幻相！原來一切都是幻相！

我們生生世世都在演戲、都在體驗，只是下了戲之後，我們讓自己一直困在那戲中的情緒裡，無法出戲。於是我們用厚重的保險箱把這些「創傷」鎖了起來，其實裡頭什麼東西也沒有，而真正沉重的，是我們自己搞出來的保險箱，也就是自己的不接納。不接納自己演過這些角色，覺得自己受傷了，然後天天找療癒，把自己搞得要死要活。說穿了，也就是自己電影學院的表演課沒學好，入戲太深而不能自拔罷了！

能量已經走到這麼高的境界了，那什麼也別說了，再次去觸碰場中的卡，果然迅速各歸其位，而學習卡也回到了 Peter 的身邊，於是我們在源頭的愛與光中結束了這次奇妙的「療癒」。

故說偈曰：「本來無一物，何處惹塵埃！」

本來無一物（二）

以下個案經案主同意，以真名發表。

大約在一週前，我幫一位同學 Maggie 做了個個案，目的是去解決她孩子不念書的問題，結果沒想到源頭讓我療癒了她的戀父情結，而這個個案也發表在《本來無一物》一文之中。

在做這個案時，Maggie 沒覺得她有戀父情結，但是由於源頭能量就是這麼引導的，我也如實的傳達了。其實，我不太清楚她戀父情結跟她孩子念不念書有什麼關係，反正源頭也給了「本來無一物」的指引，我就沒太過深究到底怎麼回事了。

今早 Maggie 突然在我「源頭之光」的群中發表了她的感悟，內容非常高能，讓我受益也很大，同時 Maggie 也同意以真名發表。

本來我覺得這涉及她的隱私，覺得還是幫她換個化名較好。但是後來又覺得，Maggie（木凡）能正面面對她自己內心最深處的祕密，這正是最好的療癒，而我也不必要抹去她現身說法、布施眾生的美意，經她同意全文發表如下：

~~~~~~~~~~~~~~~~~~~~~~~~~~~~~~~~~~~~~~~

木凡：分享：一週前，約 @ 羅凱銘 Norman 做了個案，最初想解決的是孩子不學習的問題，過程中卻探索出自己的戀父情結。

木凡：我對「戀父情結」無論在頭腦層面還是在身體層面，都沒有任何的感覺。

我：@ 木凡 結果呢？

木凡：我在上班，突然就想分享，可能會因工作中斷一下，大家見諒 😁

木凡：一開始頭腦層面是有困惑的，但我沒有在這個問題上做更多的糾結，因為我知道療癒已經發生。

我：棒棒噠！

木凡：羅老師做個案的整個過程，因為他自身的頻率比較高，會輕鬆的帶我們去到更高的維度，是在高維裡來解決三維的問題，因此是輕而易舉的。

木凡：所以我知道頭腦層面是無法理解這種療癒的，也無法理解療癒過程中一些情節的呈現。

木凡：在我基本上把這個困惑放下的時候，昨天在跟一位好朋友

的聊天中，一下子就幫我解了頭腦的三維認知的困惑。

木凡：是我對戀父情結有自己固有的認知，這個認知障住了我。

我：@ 木凡 我也無法理解，完全不是頭腦層面的，是源頭在療癒，我們只是見證者 ✿ ✿

木凡：在羅老師為我做個案過程中呈現的戀父情結，其實是我在父母關係中，在家庭中沒有擺正自己的位置。

我：@ 木凡 這種情況很多，女兒都是老爸的前世情人 😊 😊

木凡：母親是一個慈悲善良有愛的人，但是她也在用控制的方式表達自己的愛，這是我一直抗拒的，所以我常常會站在保護父親的角度去指責母親。

木凡：這應該是整個過程中，呈現的戀父情結的核心所在，讓我看到自己應該有的位置。

我：@ 木凡 太棒了！

木凡：昨天的頓悟讓我想起來，羅老師療癒結束的第二天，我去父母那裡的時候，我便已經能從不正確的序位中抽離出來，看見母親和父親那種屬於他們自己的相處模式。那一天開始，我放下

了很多對母親的指責。

木凡：所以，我想表達的是，那個時候，我的小我並沒有真正的完全理解療癒的過程，但是能量已經發生了轉變。

我：你這段話能量好高，可以再寫一篇文章了！

木凡：羅老師的振頻很高，在整個療癒過程當中，即便他有很多的不理解，他能夠做到放下小我的分析，回到源頭。

木凡：這真的是一位優秀的療癒師必須具備的素養。

我：@ 木凡 感恩！

木凡：@ 羅凱銘 Norman 無限感恩 🙏🙏🙏 一次個案，我學習到了太多！

我：@ 木凡 超高能，我也向你學習了好多！

木凡：有朋友關心孩子學習問題的結果。之前孩子是完全不學習的，從療癒結束的第二天晚上開始，孩子陸陸續續的進入學習狀態。

對話結束後，我雖知道家庭系統能量就是這麼運作的，但是為什麼戀父情結會導致孩子不念書，我還是處於懵的狀態。

到了下午，我的助理 Teddy 跟我問起同樣的問題，我便跟他解釋：「家庭系統就像是個機器，每個零件都有自己的位置，如果有哪個零件脫離了自己的位置，而跑去別的位置，那這個機器就會出問題，但是會出什麼問題就不知道了！」

Teddy 問：「但是為什麼不知道會出什麼問題呢？」

我說：「比如我們做一個軟體，如果某個功能 A 的記憶體溢出，跑去覆蓋了別的功能 B 的記憶體，那麼到底哪個功能會出問題就不知道了。因此表面上 B 或者別的功能出了問題，但問題的根源在於 A 出了問題！」

我說著說著，突然間一個真相像閃電般的亮起，沒錯！就是「記憶體溢出」！這就是「戀父情結」，造成了一個八竿子打不著的「孩子不念書」。我跟源頭再次確認，源頭笑著說：「恭喜你，你破解了一個宇宙的真相！」

投射

今天 Daisy 找我，她說她的兒子 Will 老是不愛念書，後來經她多方引導，終於最近一年開始願意念書了。結果前幾天，有人莫名其妙的送了塊能量石給她，她把能量石放在家裡之後，兒子又開始不愛念書了。

她請同學問了一下源頭，源頭說這塊能量石是孩子的靈魂之石，會賦予 Will 強大的能量，因此他不會乖乖的待在家裡念書。所以 Daisy 想找我處理一下，讓 Will 可以好好的學習（我覺得我最近快成了課業輔導師了……）。

上七之後，我替 Daisy 做了個神喻卡家排，我發覺 Will 確實是遠離現在的國內學校的，而且一副想衝出去躍躍欲試的樣子。我感覺了一下 Will，他應該是想出國念書，於是讓 Daisy 抽了一張卡代表出國念書，沒想到這張卡居然是黑天使，其實也就是自己不能接納的心魔。

我有點懵，也不知道什麼意思，不過我也很習慣源頭跟我玩解謎遊戲了，於是沒再深究這黑天使背後的涵意，而是將這張卡放入場中。當出國念書卡進入場中之後，Will 就迫不及待的衝向出國念書，不過奇怪的是，Will 衝到了一半，就好像被嚇

到似的，又縮回了現在的學校。

看到這個狀況，我就笑著對 Daisy 說：「其實你是管不了 Will 的，你就讓他自己去嘗試，他愛出國就讓他自己去試，他自己試過就知道自己的不足了。」

Daisy 說，Will 確實是這樣的個性。

到此基本問題也解決了，不過還有個能量石的問題，既然都提到了，那也就把它的卡擺上吧！沒想到一擺上能量石的卡，就馬上感覺到 Will 充滿了力量，一下子便頭也不回的衝到國外讀書去了！

我把這情況告訴了 Daisy，她馬上就開始著急了，她說 Will 才十歲，年紀實在太小了，怎麼能獨自出國念書呢？更何況家裡也沒有人可以陪他出國啊！

我聽了 Daisy 這麼說，覺得目前就讓 Will 出國是有些為難，我感應了一下那能量石，確實是代表著 Will 的靈魂，不能隨便請走。無奈之下，只好跟源頭連接了一下，發覺要用五行家排來進行排列，於是我便把 Daisy 他們一家三口加上能量石，放在各自的五行位置，而出國及在國內念書兩張卡，則一左一右的遠遠放著。

沒想到一進入五行家排，Will 的卡迅速的與國內念書相互

靠近，反而是 Daisy 離開了家庭，飛向了國外的黑天使。我感應了一下 Daisy 的卡，嘆了口氣說：「你為什麼想要出國呢？」

Daisy 聽我這麼問，沉默了一會兒，她說：「我跟我的初戀男友感情一直很好，但是畢業後他就出國念書了。現在十幾年過去了，他前些日子又聯繫上我，他說他離婚了，回想起過去我們倆甜蜜的日子，因此很想再見到我……」

這一瞬間我明白了，所謂的出國念書其實是 Daisy 對初戀男友的投射，是一個藏在內心深處，自己無法接納的黑天使。而 Will 則是自己的投射，因為當初 Daisy 自己沒辦法出國念書而失去了一段最美好的愛情，於是 Daisy 便把出國念書投射到 Will 身上，讓自己的兒子去完成自己當初未了的心願。

個案做到這裡，一股淡淡的哀傷在場域中蔓延，由於是透過電話做的個案，我不知道 Daisy 有沒有流眼淚，但是，看見了自己內心就是療癒的起點。

於是我問 Daisy：「你能夠去接納那個仍然深愛著初戀情人的自己嗎？你想對那個自己說些什麼嗎？」

Daisy 陷入了沉默……

過了一陣子她說：「羅老師，我接納了那個自己了，那是一個最美的自己！」

聽她這麼説，我再次感應了一下，她的卡似乎放下了，能量變得輕盈了許多，同時也回歸到了自己家中的位置，而 Will 則還是乖乖的跟國內學校待在一起⋯⋯

「那我前任怎麼樣了？」Daisy 有點好奇。

我感受了一下那黑天使，感覺到似乎還是相當的不捨，於是我跟 Daisy 説：「你前任還有他自己要走的路，不過那已經是另外一個故事了⋯⋯」

當下永恆

在希塔療癒中，有個即時療癒的方法，可以迅速拔除一些身上的負能量及情緒，讓自己立即清淨起來。這個方法有點像受傷了，貼了個 OK 繃一樣，可以暫時止血但無法根治，過了兩、三天，可能這些情緒又會回來。所以我之前對即時療癒有些排斥，不太喜歡直接拔除，而是盡量去找到問題的根源，想要徹底根治。

今天早上剛醒，就莫名的冒出一些以前已經處理過的情緒，雖然不強烈，但是心裡還是覺得有些煩，不由得對自己升起了一些評判，覺得自己已經穿越那麼多的創傷了，怎麼還是有這些情緒存在？

於是我上七問了一下源頭，源頭說直接拔除就好了。好吧！那就用即時療癒拔除吧！在拔除了之後，果然我的能量迅速的恢復了清淨，全身變得十分的通透。突然一個念頭升起，自己都笑了出來。

本來情緒有些小起伏也是正常，其實也不嚴重，反而是自己對這情緒起伏產生的評判，就像是在一小片葉子外面包了一層厚厚的雪球，沉重的是自己的不接納，而不是事件本身，這跟之

前在《本來無一物》那個個案中的保險箱一樣，其實沉重的是保險箱，而保險箱中什麼都沒有！

所以，情緒來了就來了唄！有需要看見的就去看見，沒需要看見的就拔除，哪來那麼多的彎彎繞繞，最後把自己都給繞進去了。而我一直追求長久而永恆的清淨，其實也是一種執著，而這種執著，其實就是對不完美的自己的一種不接納。

心念至此，天空突然飄來幾個字：「天不長，地不久，當下就是真正的永恆。」

完美

今天 Jolin 找我做療癒，Jolin 是位高階的阿卡西閱讀師及高級希塔療癒師，本身的靈性就很強，而且正在成為一位全職的療癒師。

她今天來是希望我能看一下她與父母及舅舅、舅媽的關係。她與父親及舅舅的關係特別好，但是母親與她則是對立關係。而她的舅媽則是一位很年輕的女性，年齡比 Jolin 還小，再加上舅舅又對 Jolin 特別好，以至於這位年輕的舅媽一直似乎在舅舅面前和她爭寵，甚至挑撥離間 Jolin 與家裡的關係。Jolin 針對這些家裡的問題，也自我療癒了許多次，但是問題仍然時不時的發生，這導致 Jolin 近期十分的焦慮，於是尋求我的協助。

帶她上七之後，我依例用神喻卡排列了一下她家裡的狀況。首先 Jolin 抽到一張黑天使代表了自己，說也奇怪，在我做的個案中，這張黑天使幾乎場場出現，而且幾乎都是代表自己或自己所追求的東西。之後我又抽了她爸爸、媽媽、舅舅、舅媽共五張卡，放入五行家排的場域中。

進入家排場域之後，我發覺 Jolin 的卡好好的在女兒位，父親向她靠近了一點，母親離她遠了一點，而舅舅、舅媽則在一

起，並沒有去侵犯 Jolin。我看了也愣了一下，於是我跟 Jolin 說：「你的家族狀況是我目前排過在療癒前最好的了，雖然父母的位置有一點偏離，但是問題不大，怎麼跟你說的差異那麼大呀？」

Jolin 說：「羅大哥，怎麼會這樣子呢？我覺得我都快要崩潰了！」

好吧！那就問源頭吧！我感應了一下源頭之後問 Jolin：「你的焦慮是從什麼時候開始的？」

Jolin 說：「我原本是在公共事業單位工作，雖說工作很穩定，但是我真正的興趣還是當個療癒師。針對自行創業這件事，我讀了幾次阿卡西，我意識到如果我跟家人的關係不解決，我的事業不會成功，因此我最近很積極的一直在療癒這個問題，希望能快點解決。」

Jolin 停了一下，繼續說道：「但是我發現，無論我如何努力的療癒，結果跟家人的關係還是有反覆，因此心裡覺得很煩躁，不知道什麼時候才能完全的解決？」

聽 Jolin 這麼說，我心中已經有了答案：「Jolin，其實你之前做的所有療癒，都是有效果的，不然不會在今天的排列中，呈現出已經相當好的狀態。」

「其實，你現在的壓力不是來自於家裡，而是來自於你自己對自己不完美的不接納。」我繼續説，「所以你抽中了黑天使代表自己，代表那個不完美的你！」

　　因為 Jolin 本身就是很高階的療癒師了，聽我這麼説，她瞬間就明白了，她説：「謝謝羅大哥，我知道了，其實不完美才是常態，當我接納不完美的自己後，我雖然還是『不完美』的，但是我完整了！」

　　是的，感謝心中那個不完美的黑天使，一直是他帶領著我們，一次次的與源頭徹底合一！

照見

（本文經案主同意真名發表）

昨晚 23:45，有位同學 Queenie 在微信裡呼救我，因為時間很晚了，我都已經上床要睡了，本來想讓她今天早上再找我，但是她接下來說她痛得身體在打擺，我一看這可拖延不了，於是便起床幫她做療癒。

上七後我發覺有些遺傳層的問題，於是用家排排列了一下，果然發現她有位祖先有話想對她說。我觀想了一下，看見有個老頭穿著挺體面的員外服，我問了源頭，源頭說這是她的叔祖。

當我描述以上訊息時，Queenie 突然說她確實有位叔祖因為家中富有，最後被人陷害而死。我一聽心中就一酸，因為他叔祖的遭遇就跟我祖父母一模一樣，小時候我父親跟我說起祖父母的遭遇，都是邊說邊流淚，這在我幼小心靈中造成極大的震撼。

我連接了一下 Queenie 的叔祖，她的叔祖說她是個好孩子，他今天是來感謝她並跟她道別的。在我轉達之後，Queenie 說雖然她並沒有見過這位叔祖，但她每次回老家時，都會去叔祖的墳上上香。我說：「難怪你叔祖好像挺喜歡你的呢！不過既然他要走了，你就對他說一路走好，你會記得他的！」

Queenie 聽了之後，便在源頭的光中說：「塵歸塵、土歸土，您就放下吧！」

當 Queenie 説完之後，我感到一股喜悦的能量，而她的叔祖就隨風而消失了，而 Queenie 的疼痛也就好了。

在結束了 Queenie 的療癒後，我有一些特別的感受。其實 Queenie 這個個案對我而言並不難也不奇特，但是，我原來是讓她依照家排的套路去説：「我會記得您的！」結果 Queenie 在源頭的振頻中説了「塵歸塵、土歸土，您就放下吧！」這句非常高維的話，最終達成了極好的效果。

這讓我突然有個感覺，其實 Queenie 這個個案，是源頭安排來照見我自己的，我對我祖父母及逝去父母的不捨，會造成能量上持續的糾纏，而這些糾纏，會顯化成我生活中的種種障礙。

其實這就像《你好，李焕英》中的賈鈴一樣，她覺得愛她媽媽的方式是要有出息，以至於她去搞假學歷來哄媽媽，最後反而搞得媽媽顏面掃地。而當她穿越回去時，才發現她媽媽並不要求她什麼，只要她健康快樂就好。所以愛媽媽最好的方式，是停止自我的評判，去好好的愛自己。

最後，謝謝 Queenie 在我的生命中演出了這麼療癒的一場戲，更感謝源頭的安排，感恩一切的遇見！

回家

這幾天因為整理本書的稿件，又大量的看見過去六年的點點滴滴，我與母親之間的創傷又浮現了出來，而且無論怎麼處理都無法消除，於是心裡開始對自己產生了批判，覺得自己不是都到彼岸了嗎？

都要出書了，為什麼以前那些困擾自己的創傷又出來了，而且還處理不了，自己的書不是誤人子弟嗎？在這種自我批判的情緒下，生了一晚的悶氣，於是今早呼叫朋友們幫忙閱讀一下。

剛呼叫完朋友，菲菲就說可以幫我問一下源頭。當我們進入源頭之後，菲菲就說創傷這件事讓我產生了自我批判及懷疑，懷疑自己所相信的是不是真理。菲菲說，其實我與母親的創傷早就療癒了，只是我還有個東西沒有去面對。菲菲說了之後，我確實感到有個什麼東西卡在我的心輪下方，我去感受了一下，就是當年母親打我的那個牛鞭。而我對那個牛鞭的恐懼太深了，以至於一直在迴避去面對它。

菲菲說：「你要看見那牛鞭帶給你什麼禮物！」我的頭腦先想到的是，這牛鞭讓我成為了一個品學兼優的好學生，但靜下心來連接了一下，其實這牛鞭帶給我極大的創傷，而就是這些創

傷逼我一路走到彼岸。

看到了這個實相之後，我發現大部分的牛鞭能量化為了強大的力量，注入了我的身體。但是，仍然還有一小段剩下不走，菲菲說：「牛鞭只是你靈魂升級的工具，既然已經到了彼岸，就沒必要再去執著這個工具了。」

聽到菲菲這段話，我想到《金剛經》中世尊曾說：「法應尚捨，何況非法。」心念至此，剩餘的牛鞭能量也逐漸消失，不過似乎還有一些執念在。

正當我還想請菲菲往下挖掘時，菲菲的手機沒電關機了。

我知道，這種情況就是菲菲已經完成了她的部分，接下來……

「Norman 大哥怎麼了？」手機上突然冒出這段文字，我點開一看，原來是ＪＪ也想幫我閱讀。我連接了一下，發覺接下來是該ＪＪ出場了，於是就把我的情況又說了一遍……

「Norman 大哥，我看見你自己用一個金鐘罩把自己罩起來了，因為這樣你就可以不用去面對最終孤獨的宿命了！」

ＪＪ這句話剛聽有些莫名其妙，但是我馬上明白這句話其實在傳達更高維的含義，於是我說：「是的，我怕回到源頭的家之後，發現家裡只有我一個人，在源頭的家中什麼都沒有，沒有

喜也沒有悲，實在太無聊了！因此，其實我早已經可以回家了，但是我不想回家，於是我故意讓自己一直拿與母親的創傷當藉口，讓自己反覆的陷入無明再覺醒的迴圈中，但每次到了源頭家門口又逃回人間，這樣我就可以不用去面對那個孤獨的家了。」

「Norman 大哥，你是不是有什麼誤解呀！」ＪＪ笑了起來，「源頭說合一不是只剩下你一個人，而是散如滿天繁星，聚若映日之火！」

我靜心感受了一下，自己也笑了出來。

「同時，源頭說家裡可不無聊，很熱鬧的，因為源頭並不是一灘死水，源頭也一直在創造及擴張體驗，可好玩了。」ＪＪ說。

我去感受了一下源頭，確實他一直是帶著喜悅去創造及享受這個過程。同時，我也想起 BBC《萬有與虛無》的科學紀錄片中曾提到，在看似真空的虛無之中，其實充斥著無數的量子漲落，說穿了，這源頭像個好奇的孩子，一直在嘗試著搞事兒。

心念至此，我的最後一絲執念也偽裝不下去了，心中一直有個興奮的聲音說：「我想回家！」

真相

　　我家的星星寶寶經常一下摔到頭、一下子又碰到桌角什麼的，每次弄痛了就開始哭，她哭了我跟她媽媽就會很快的抱住她，然後說：「星星哪裡疼，我給你『呼呼』，把疼疼吹不見！」

　　於是她就會指著疼的部位，而我們就會用嘴向那部位吹氣，她很快就好了。有時星星比較疼時，她會說：「最大風力！」於是我們就用力吹，過一會兒，她也不疼了。

　　在這過程中，星星這個獅子座的寶寶，會從霸氣的獅子變成像小貓咪一樣的撒嬌。不過我們也一直很心疼星星這樣一天到晚摔來摔去，搞得全身青一塊、紫一塊的。

　　今早無意中看到薩古魯的影片，其中談到了有 70% 的憂鬱症是自己想得到憂鬱症，因為可以得到「好處」。而人經常生病也是因為小時候生病時，可能原本嚴厲的父母就變得慈祥了，也不用去上課了，因此形成了「生病有好處」的潛意識，形成了長大後經常生病。

　　其實，以上這些案例，我們在療癒過程中經常看到，也沒什麼好寫的了。但是今早我在源頭的光中時，突然意識到一個

問題。既然一切都是自己內心的投射，那星星東摔西摔這件事情，對我到底有什麼「好處」？結果我發現，其實是我的潛意識顯化了星星東摔西摔的這個表象，因為每當她摔了，就會來找我撒嬌，我在那一刻覺得，我感受到了她對我的依戀，以及她對我的愛。

所以這世界上和許多的事情，都是因為自己的愛不夠，而需要向外去索取愛所造成的表象。當自己可以提高自己的心性達到本自具足、愛滿自溢的時候，就會發現自己的世界變得那麼美好，沒有恐懼而只有愛的存在！

一千個哈姆雷特

「一千個人眼裡，有一千個哈姆雷特。」——莎士比亞

我在大學時，有部迷你影集非常熱門，片名是《刺鳥》（Thorn Bird），片中的故事十分淒美動人，男主角是個很帥的年輕牧師，但卻愛上了小鎮上一位美麗熱情的姑娘，最終兩人突破了宗教的禁忌，吃了禁果。

後來，男牧師因表現優異，被調任至梵蒂岡擔任紅衣主教，於是這段禁忌之愛，糾葛了他倆一生，至死方休。有次在片中，女主角跟男主角説，在附近的山谷中有種刺鳥，這種鳥會在最美的彩霞中，將胸脯迎向荊棘的刺，當荊棘刺穿了牠胸口的一剎那，牠會唱出一生中最美妙的歌聲……

當劇情演到這裡時，一起觀片的同學都陷入了一種迷醉的情緒之中，甚至有些女同學還流下了眼淚。就在這浪漫的氛圍中，突然有位男同學不解的問道：「啊！奇怪了！每隻鳥都自殺，那牠們怎麼會有後代？」

眾人：「……」

　　昨天我發了篇《現在心不可得》的感悟，對我而言雖然假期中間有些波折，但是卻讓我徹底領悟了「現在心不可得」的真實含義，所以真的是「一切都是最好的安排」。文章在群裡發表後，許多同學也紛紛按讚，我也很開心透過分享可以幫助大家。

　　但是到了晚上，突然有位挺有智慧的朋友用微信跟我說：「你看你，這麼好的一個週末還要吵架，自罰一下吧！」

　　看了他的微信之後，心裡梗了個東西似的，我心想透過這個「吵架」，讓我的心念做了那麼大的轉換，以他的智慧怎麼就只看見吵架呢？但是由於現在的心態已經是隨心而流，這個「梗」也不在我心中駐留了。

　　今早起來，突然看見一篇文章談「心流」，由於「心流」其實就是進入忘我的境界，也是某種形式的禪定，於是我就用心的看了下去。文章談到了一點，就是越是不在意別人看法的人，越容易進入「心流」狀態。

　　是的，一千個人眼裡有一千個哈姆雷特，那位思考刺鳥後代問題的同學，可能對生命的繁衍比較有興趣；而昨晚那位朋友的心中，可能認為家庭相聚比靈性成長更重要。既然如此，又何必去在意別人的看法呢？別人的看法代表他們自己內心的映射罷了，無論多好的作品，也不可能讓人人都喜歡，就隨心而行吧！

莫名・無明

今天做了一個挺有趣的個案，經案主同意以化名發表。

今天下午有位朋友 Doris 很著急的找我，說她身體抽搐的不行了，被埋在情緒裡出不來，說是一個有關金錢的課題。Doris 說她之前從事外匯的投資工作，也拉了一些同學成為客戶，但是後來老闆跑了，投資者的錢也全沒了。其實 Doris 本身也是受害者，但是因為客戶中有許多自己的同學，所以她也沒選擇逃避，用自己的積蓄去盡量彌補同學們的損失。

其中有位男同學李先生，當初投了 28 萬元，Doris 已經全力還了 20 萬元，但是對方還是不依不饒的逼著 Doris 要還清剩下的 8 萬元。Doris 跟他說現在真的已經沒錢了，可不可以過些日子再還，但是對方不同意，還是逼著 Doris 要馬上還清。Doris 無奈之下，只能請另一位當初兩人都相熟的同學 Wendy 去找李先生，居中協調一下。

結果今天下午 Doris 意外的發現，Wendy 私下幫她還了 3 萬元給李先生，Doris 知道這事之後十分的憤怒，覺得李先生太過分了，因此今天下午氣到抽搐，於是找了我做療癒。

我感應了一下，感覺是要用阿卡西去幫她閱讀。在開啟了

阿卡西紀錄之後，我突然感覺到自己內心有些愧疚，因為最近我都是直接連接源頭，已經很久沒有連接阿卡西的記錄之主了。於是我跟記錄之主們說：「不好意思啊！」

記錄之主們說：「你不好意思什麼呢？」

我說：「好久沒聯繫你們了，心裡有些愧疚！」

記錄之主們說：「在阿卡西紀錄裡永遠是無條件的愛，怎麼可能因為你不聯繫我們，我們就會不高興呢？」

這時我就收到一個訊息「莫名的愧疚！」，收到這個訊息之後，我便知道 Doris 的問題了，我說：「Doris，你的憤怒是莫名的憤怒。」

其實我也不太清楚為什麼是「莫名的憤怒」，於是讓 Doris 用肌肉測試了一下這「莫名的憤怒」是源自於哪一層意識。測試結果顯示是在核心層及歷史層，我問了一下記錄之主，今天應該看哪一層，記錄之主說看歷史層，於是我就請記錄之主們顯示問題的源頭畫面給我看。

剛開始畫面有些怪怪的，我好像看到了一個雪人的臉，心想這是什麼玩意兒？漸漸的，我看到了一個雪人的全身在黑夜之中，之後隨著太陽的升起，這雪人就慢慢的融化了，就跟霜淇淋化了似的。

這時有個穿著大紅棉襖的小女孩走了過來，要看她昨天晚上堆的雪人，結果她看見雪人融化了，就開始大哭了起來，她很生氣為什麼有人要破壞她的雪人！

　　我把這個故事說給了 Doris 聽，感覺她還是有點懵，於是我說：「Doris，其實並沒有人去破壞那個雪人不是嗎？那雪人的融化，只是天地運行的自然流動罷了，如果那個小女孩知道、接納且順應生命的流動，那她便會看見太陽公公出來了，天氣變暖和了，不是嗎？」

　　我繼續說：「你也是學靈性的人，肯定知道我們生命中一切的事情，都是自己靈魂安排的戲碼，你今天安排了一齣『金錢議題』，其實這戲的重點是要讓你去看見 Wendy 對你無條件的愛，但是你卻因為過去的創傷，因此反而把焦點放在了你對李先生的憤怒上。」

　　「其實李先生只是這齣戲的配角，他只是扮演了一個角色，去引出 Wendy 對你無條件的愛，如此而已。你在這齣戲中，一直把焦點集中在配角身上，反而忽略了這齣戲的重點，那你的憤怒是不是就是『莫名的憤怒』呢？而這種『莫名』其實就是『無明』，像一片葉子遮住了我們的眼睛一樣，讓我們看不見事件實相。」

　　Doris 也是悟性很高的朋友，當我說到一半時她就已經明白了，於是我們結束了這次的閱讀。

　　過了幾分鐘，Doris 發了微信給我：「我看見她幫我了，特別感恩，確實沒看到她無條件的愛！」

司藤

　　昨天有位同學 Sandy 找我要閱讀一件事情，她說她的姊姊 Judy 很過分，只因為 Sandy 的工資收入比較高，於是就天天要 Sandy 出錢買房給她。

　　當 Sandy 給了姊姊幾萬元買房之後，姊姊又說以後自己的兒子要 Sandy 負責照顧，並供養他上學。Sandy 每次想到姊姊就氣得不行，覺得姊姊搞得好像是自己欠她的一樣，問我怎麼辦？

　　我聽 Sandy 這麼說，也覺得這姊姊真的很奇怪，不過我做療癒這麼久了，知道我幫 Sandy 罵她姊姊兩句，也不能解決問題。所謂「事出反常必有妖」，這事這麼奇怪，還是上七去問問源頭說些什麼吧！

　　上了七之後，源頭還是讓我用神喻卡做個家排。結果 Sandy 抽了一張代表了她自己，又抽了一張代表了她姊姊，我一看她這兩張牌都笑了出來，因為她抽到「光明天使」代表自己，然後「暗黑天使」代表姊姊。

　　我問了一下源頭，確定了她跟她姊姊其實是雙生火焰！說真的，這還是我第一次遇見同性的雙生火焰，而且不是以伴侶的

身分出現，更有趣的是，我也知道 Sandy 的男友跟她也是雙生火焰，這我算是長見識了。所以，雙生火焰不一定以伴侶身分出現，而且也不會只有一個。（這其實很能理解，我遇見過好幾個朋友是跟我同一個靈魂，所以並不是一個靈魂只能同時扮演一個角色的。）

當 Sandy 抽到的兩張牌一進入家排場域，我腦袋想像中姊姊一直纏著 Sandy 的畫面並沒有出現，反而這兩張牌一開始就互相嫌棄，彼此躲得遠遠的，甚至姊姊想遠離 Sandy 的動力更強，於是我告訴 Sandy 說，雙生火焰就是來給你攻克的，你只要接納了就好。

當 Sandy 聽我這麼說之後，似乎還是接受不了（其實要是我也接受不了……），突然我冒出一句話：「你看過《司藤》嗎？」

其實我到目前還沒看完《司藤》這部戲，只是之前在網上看見一位心理學家分析過《司藤》。他在文章裡說道，司藤與白英是由一個藤妖分裂成兩個「半妖」，分裂之後，兩人便互相看不順眼，展開了一段相愛相殺的劇情，而她倆這種現象，其實就是心理學中的「敵意化投射」。

這理論說的是，有時候我們不能接受自己身上的一些部分，

不能接受自己的一些信念、想法、動機、渴望，在這種時候，我們會不自主的採取一種策略，把這部分的自己投射到別人的身上。而當我們瞭解了那一部分自己存在的意義的時候，才會開始接納全部的自己，而這就是所謂的「合一」，也就是修行最後的關鍵。

「《司藤》我看完了！」Sandy 說。

Sandy 是我阿卡西的同學，靈性也很高，她馬上感覺到自己跟姊姊的關係，就像是司藤與白英的關係一模一樣。

「Norman，你的意思是要我去愛我姊姊，滿足她所有的需求是嗎？」Sandy 還是有些不解。

聽到她這麼問，我便問了一下源頭，這整件事到底要告訴Sandy 什麼？

源頭說：「有很多人以為不停的滿足對方的需求叫做愛，這是一種誤解。真正的愛是讓彼此去承擔彼此的責任，而不去承擔不屬於自己的責任，唯有如此，雙方才會真正的成長。同時，因為不用去承擔對方的責任了，所以靈魂得到了輕鬆自在，此時才能真正去看見對方，而發自內心的愛對方。」

當我傳達了源頭的看法之後，Sandy 說：「我明白了，我姊姊這樣，其實是我自己一手造成的。」

　　我見 Sandy 已經收到了禮物，於是便問她要不要讓我幫她拔除這個「需要滿足姊姊一切需求」的信念系統。沒想到Sandy 說：「其實這麼多年我也習慣了她這樣，剛剛聽你說要拔除這個信念系統時，我一下子覺得空蕩蕩的，覺得這樣不好玩了，還是先別拔除吧！」

　　我聽她這麼說，知道她能這麼想，是已經到了完全接納當下的境界，於是祝福了她之後，便結束了這次沒有療癒的「療癒」。

畫心

　　我一直非常喜歡張靚穎的《畫心》，這首歌的旋律及歌詞，都很能深深的打動我的心弦，尤其其中有句歌詞「愛著你 像心跳 難觸摸」，這九個字道盡了情感中那無常的特質與哀傷……

　　昨天有位在網上小有名氣的情感系女作家小艾透過朋友找了我，在我帶她上了七之後，她說她的感情史真的很艱難又奇特。每次只要與一位男性朋友要深入交往了，總是會開始與男友為了一些莫名其妙的事吵架，導致到最後每段感情都無疾而終。

　　她這些年也針對這個問題進行過許多次的心理療癒，也漸漸從原生家庭的創傷中走了出來。後來遇見了她現在的老公，兩人一開始還挺甜蜜的，但結婚之後就一直吵吵鬧鬧的，不過小艾後來自己也學了些靈性課程，得知她與她老公是雙生火焰，也是來給自己攻克的。

　　經過了無數次的自我成長，她與老公的感情也漸漸步入正軌。可是奇怪的是，每當小艾開始發自內心的愛她老公時，她老公總是會出一些奇奇怪怪的邪門歪道，把她的熱情當場澆熄……

　　我問了她老公到底是出了什麼邪門歪道，讓她這麼氣憤，她說有次好不容易兩人感情好了要去度假，結果她老公居然在最

浪漫的時候，聊起了他的前任女友，小艾問我：「羅老師，如果你是我，會作何感想？」我觀想了一下自己，確實感到一盆冷水當頭澆下，什麼熱情也沒有了。

她老公這種行為是真的有些奇怪，不過我想的是，小艾為什麼會顯化這樣的一個奇葩老公？於是讓她做了個肌肉測試，發現這問題是出在靈魂層，也就是說，小艾的靈魂中有一個設定，她無法與伴侶有深入而長久的關係，而且這個設定無法拔除。

小艾聽了之後有些著急，她問我：「那怎麼辦？難道我就不能有一個長期而穩定的感情嗎？」我說：「靈魂設定只能透過接納來超越，接納這個設定就好了。」

此時，我見到小艾的心是灰黑色的，而且中間有個被撕裂的裂痕，於是我將這顆心請到了第七界，讓小艾去感受這顆心……

「太痛苦了！」小艾說，「我真的沒法接納它！」

我連接了一下源頭，於是問小艾：「你的靈性也很高，你現在伸出手去觸摸它，並感受一下它的本質，這樣子的心對你有什麼好處？」

小艾靜下心來感受了一下，便開始啜泣了起來，她說：「因為這顆心，我經歷了無數的感情，從這些感情中我體驗了快樂，

也體驗了痛苦，更體驗了自己靈魂的昇華。而這些體驗，讓我有一顆對感情很深入而又敏感的心，而這顆心成為我文學創作的泉源，讓我的作品都帶著我深刻的感情，去傳達給我的粉絲以及我自己！」

在她說這些的時候，我發現她那顆灰色的心漸漸有了血色，並且也開始跳動了起來。於是我說：「好的，你已經看見了這顆心真正的意義了，你現在有什麼想對它說的嗎？」

「對不起，以前老是嫌棄你，但是我現在已經看見你了，對不起，請你原諒我，我以後會好好的愛你！對不起！」小艾哭著擁抱著她破碎的心。

漸漸的，我見到這顆心在小艾的懷裡發出金色的光，然後與小艾合而為一……

「你現在什麼感覺？」我問小艾。

「我感覺好多了，覺得它已經與我合一了，但是我應該還沒完全接納它。」小艾說。

「沒關係，那就允許這種感覺存在吧！去接納你的不接納，就是接納的開始。」我說。

最後在源頭的愛與光的沖洗中，我們結束了這次的療癒。

盛和六年，稻盛心法

　　2015 年，我在朋友圈首次讀到了稻盛先生的文章，文章的副標題是：「讓靈魂走的時候，比來的時候好上一點點。」這句話一下子擊中了我的心靈，對稻盛先生充滿了崇敬，於是我立刻買了稻盛先生所有的書籍，並加入了「北京盛和塾」。

　　加入之後，我積極的參與了大量的小組研習會及六項精進培訓，後來甚至多次成為六項精進培訓班的志工，並邀請專業團隊來我公司，進行六項精進培訓專場。之後又參加了多次日本京瓷之旅，並且很榮幸的接受到稻盛先生的當面鼓勵。

　　在稻盛先生的激勵及劉祕書長的大力支持下，我也建立了盛和塾「心法」小組，最後在當年的北京盛和塾年會上，劉祕書長還針對「心法」小組的積極成果，進行了大會的報告。

　　以上說明這些經歷，只是想讓大家知道，不管塾內有些朋友是喜歡我或討厭我，但都不能否認，我是一個很認真想踐行稻盛哲學的人，而且事事率先垂範，並不是玩玩而已。

　　但是在加入盛和塾三年後，我漸漸淡出了盛和塾，因為我發現有許多塾生和我一樣，無法將稻盛真正落實。公司在我「踐行」稻盛哲學之後越來越亂，最後導致業績下滑，團隊分

崩離析。

　　當然，我知道這不是稻盛哲學的問題，因為稻盛先生已經用他一生的功業，證明了稻盛哲學的正確性。但是到底哪裡出問題了？我不知道，於是精疲力盡的我停了下來，離開了盛和塾，去獨自探索稻盛哲學的真正核心所在……

　　這些年，我開始接觸心理學，也因緣巧合的開始學習一些西方的心靈課程。透過這些課程，我學會了與高維的智慧連接，在一次又一次的與高維智慧共振中，我漸漸的療癒了我潛意識（阿賴耶識）中的許多創傷。隨著我振頻的提高，我漸漸的真正明白了稻盛哲學，而公司也開始轉虧為盈。到了去年雖然新冠橫行，公司利潤卻逆流而上，創下公司史上新高。

　　其實，學習稻盛哲學的人都知道，稻盛哲學的核心是「提高心性，拓展經營」。但是如何提高心性呢？如何敬天愛人呢？無休止的增加員工福利就是「愛人」了？天天開讀書會就真的能提高心性了？

　　我沒否定讀書會的意義，但是「提高心性」是不是有更深層的東西隱藏在表相之下呢？我與其他一些塾生無法落實稻盛哲學，是否是沒掌握住那更高維的核心呢？

　　稻盛先生有一本比較「冷門」的著作叫《心法》，書中稻

盛先生談到了他對於一個看不見世界的認知。甚至他在某次日本盛和塾大會上公開說，他認為日航成功的奇蹟，是源自於更高維的助力（原話是「來自於神明的助力」），那高維到底是什麼呢？

上過六項精進培訓的朋友們，應該都看過大衛·霍金斯博士的能量層級圖。一般人的能量層級平均在 200 左右，500 以上是愛的能量，700 以上是菩薩的能量，1000 以上是佛的能量。稻盛先生說的「讓靈魂走的時候，比來的時候好上一點點」，指的就是希望透過此生的修煉來提升自己的靈魂層級。

而六項精進培訓可以在三天的培訓內，讓學員放下頭腦，以心出發，將學員的能量層級提升到 500 以上，這也是為什麼會有那麼多學員在培訓中哭的原因。

然而大家應該也都發現了，絕大多數的人在培訓完一個月後，就會漸漸的回去原來的能量層級，這中間的主要原因，便是來自於「潛意識」的限制。

我記得稻盛先生曾經用開車當例子，來說明潛意識的作用，人的意識分為顯意識（頭腦思考）以及潛意識，顯意識是人可以直接感知到的，比如說自己現在想什麼，但是顯意識只占了總意識不到 5%，而其餘 95% 都是潛意識。換句話說，其實真正在

主控著我們人生的是潛意識。

　　我個人在這些年曾替許多朋友做過療癒個案，其中有位朋友經常生病，去醫院檢查也沒發現有什麼明顯的大問題。在我探索他的潛意識之後，發現他的父母特別嚴厲，小時候天天逼他做大量的功課，希望他能成為品學兼優的好學生，這讓他的童年充滿了壓力。

　　後來有次生病住院，突然發現原本嚴厲的父母都變得溫柔了起來，然後也可以不上學了，這個經歷在他的潛意識中埋下了「生病可以有好處」的信念，以至於之後便經常生病（不是裝病，而是潛意識導致身體生病）。

　　在我們的潛意識中，充滿了許許多多這樣子奇怪的信念，可以讓你生病、讓你怎麼努力也不能成功，讓你在踐行「利他」行為的時候，其實心中充滿了憤怒。那麼，這樣的「利他」有用嗎？這樣是真正的「愛人」嗎？而對方的潛意識也能接收得到你潛意識的能量，因此，對方感受到的是你的憤怒，而不是你的「利他」行為，而其結果就是，贈人玫瑰，還被嫌扎手。

　　當然，我並不是說「敬天愛人」是錯的，但我強調的是當我們「敬天愛人」時，到底是發自內心的「敬天愛人」，還是是出於道德的壓力？「愛人」很好，但是大家有沒有想過，我們有

沒有可能給別人自己從沒擁有過的東西？

　　我還記得在六項精進培訓的一個晚上，老師讓我們抱著自己說「我愛我自己」，當時我就眼淚止不住的哭了。我根本沒辦法抱自己，根本沒辦法對自己說「我愛你」，我也不知道為什麼。

　　但是經過這幾年，學習了許多心靈療癒課程，我知道原因了，因為我從小也是生長在一個父母很嚴厲的家庭，從小我就要背古文，只要背錯一個字，媽媽就拿著粗大的牛鞭抽我。

　　在這樣嚴格的教育下，我的確成為了一個品學兼優的學霸，但是在我的潛意識深處，也種下了一個深深的「不配得感」，我不配擁有愛，因為我從來都沒有擁有過。

　　沒錯，在父母嚴格的訓練下，我成為了學霸，也擁有了一個還不錯的企業，但是當我的靈魂要繼續升級到 500 這個「愛」的層級以上時，其實我的潛意識根本是愛的沙漠，我踐行所有的稻盛哲學，是因為我崇拜稻盛先生，我學習他所有的作為及思想，想要落實在我的企業，結果敗得一塌糊塗。

　　回首盛和六年，我明白了，阿米巴及哲學都是招式，但是《心法》才是內功。一個人要先看見自己的心（潛意識），將雜草（心靈創傷）清理乾淨，然後去給自己那貧瘠的內心種下愛的

種子，每天呵護灌溉它。當我們的心中成為美麗的花園之後，我們自然就可以贈人予愛、贈人予花，手有餘香了。而當自己的心中愛滿自溢時，心性（能量層級）自然提高，經營的拓展只是這心中花園的必然果實罷了！

美妙的旋律

前天舉辦了首次的「阿卡西＋希塔跨界共修會」，雖然很累，但是看見大家都很開心，也交了許多新朋友，就覺得一切的努力都值得了。

但是，昨天靜下心來之後，發現在我的意識層中還有著「被欺騙、被背叛與被嫉妒」的創傷，而這些創傷在我的職業生涯中，一直反覆的出現，由於實在太累了，便請源頭直接拔除了。沒想到中午看了群友發的「特斯拉紀錄片」，竟然發現在特斯拉的一生中也一直經歷著「被欺騙、被背叛與被嫉妒」。我知道這不是巧合了，這是源頭在提醒我，需要去好好的看一下這三個創傷。

我知道，每一個創傷都是一個無法接受的自己（黑天使），當我們可以看到這些「黑天使」的正面意義後，我們就更能接納他們了。比如說「嫉妒」，如果我是一個嫉妒的人，那麼「嫉妒」的正面意義就在於，「嫉妒」會是推動我讓自己更好的原動力。

那麼如果我是一個善於欺騙的人呢？如果我是一個經常背叛的人呢？我自己感受了半天，好像找不出太多的正面意義，而

當我連接到「欺騙」、「背叛」時，心裡也堵得慌。於是我上了七，連接了源頭，請問源頭對於「欺騙」及「背叛」的看法……

源頭說：「人生就是一場戲對吧！」

「是的！」我說。

「那麼如果在這場戲中，所有的人都是好好先生，這戲好看嗎？」源頭說。

我感受了一下說道：「那這戲無聊死了！」

「所以，宇宙因多樣化而精彩，不是嗎？」源頭說。

聽到源頭這句話，我心中頓時打開了一扇大門，接納了生命中的一切。因為一切的光、一切的暗，都是源頭偉大的創作，就讓我們好好享受生命中每一刻的美妙旋律吧！

前世

在我的靈魂深處，一直有一股自我悔恨的能量，而因為這股自己不放過自己的能量，讓我之前在感情及事業上，一直遭到重重的阻礙。

經過無數次的療癒，發現這股悔恨跟我曾經扮演過唐玄宗李隆基那世有關。熟悉那段歷史的朋友們都知道，李隆基最愛的妃子是楊貴妃，但是後來安祿山作亂，導致了馬嵬坡之變，李隆基不得已下賜死了楊貴妃，這才平定了馬嵬坡之變。但是，後來李隆基為此悔恨不已，以致哭瞎了雙眼，而我的靈魂就帶著這千年的記憶以及無盡的悔恨，生生世世的在輪迴中懲罰著自己。

為了與這段業力和解，我也在無數次的阿卡西紀錄及希塔療癒中進行療癒，雖說自己也漸漸放下了，但是這創傷仍時不時的跑出來，干擾著我現世的生活。但是有一點很奇怪的是，每次不同的閱讀或療癒，看到的結局並不太一樣，目前總共看到三個結局：

1. 楊貴妃被李隆基以白綾賜死，我悔恨終生。
2. 楊貴妃以白綾自盡，我悔恨終生。

3. 宮女扮成楊貴妃以白綾賜死，楊貴妃遠遁日本，我因不能與她相見，悔恨終生。

楊貴妃的結局是不一樣的，但是我都是悔恨終生……

有時也覺得這段前世怪怪的，但那悔恨的能量是真實的，反正先療癒了再說。

昨晚，正好與一位朋友在阿卡西導師班中對練，她說起最近聽到有位老師說，阿卡西其實是個 VR 遊戲，而前世是一個個的遊戲副本，誰都可以玩（其實這句話是我說的）。聽她這麼說，我突然閃過一個念頭，既然是遊戲副本，那麼自己也可以反覆多玩幾次，不是嗎？就像是《天龍八部》有各種翻拍版本，雖說故事大致相同，但每個版本都會有一些情節的改動。

此時，我眼前突然出現了一個片場的畫面，畫面正中央，我扮演著李隆基在那裡哭得死去活來，而攝影機前面的導演椅坐著一個胖子，身穿黑色 T 袖，外面罩著一個皮夾克，頭上帶著一頂貝雷帽。他見我老賴在燈光下不走，不耐煩的推了下鼻梁上的黑色圓形墨鏡說道：「羅老師，今天的戲拍完了，您就別再演了，咱們喝酒吃宵夜去，好嗎？」

今生

最近一直在做一個接納自己心中那個黑天使的功課，但是由於人間集體潛意識以及情感的束縛，每次連接到這件事，就像是萬箭穿心似的，痛得自己無法呼吸。

昨天早上那萬箭穿心的感覺又來了，用了各種方法也無法消除，突然想起前幾天用了個「導演視角」來看人間戲碼，一下子就穿越笑場了千年感情大戲，於是我便想看看，我那位胖子導演當下是什麼狀況。

在冥想中，我就把鏡頭拉遠，在聚光燈底下，我又趴在地上悲傷的流著眼淚，我心想：「好吧！又來了，老是演這種角色！」

此時我把鏡頭轉向導演，我猜他大概又是一副不耐煩的表情。結果，沒想到這胖子導演一邊在拿著紙巾擦眼淚，一邊説：「演得太好了，羅老師您真的演得太好了！」

突然，我心不痛了，我釋然了。

有時因為太投入人間的角色演出，以至於不容易出戲，對於這樣的我，我是不是能夠無條件的愛這個「無明」而又戲痴的我？

是的，我愛這樣的自己，縱使這樣的我會承受人間的各種痛苦，我愛這個可愛而又純粹的我。

　　是的，我愛我自己，一個全心投入的演員，一個完美的靈魂！

真實的自己

有時候我覺得我的人生有點精彩，也有點搞笑。

昨天有位新同學加我微信，加了我之後，他便說他是亞特蘭提斯時代的某個大臣，因為協助國王為非作歹，以至於最後被我用洪荒之力毀滅了亞特蘭提斯，而他則落入地獄中不得超生，十分痛苦。因此，他想讓我改一下那世的結局，讓他不要因慘死而墮入地獄。

我看了他的微信之後，半天說不出話來……

愣了許久之後，我跟他說：

1. 已經發生的事是不可更改的，重點是無論自己扮演過什麼角色，是不是還能無條件的愛自己。

2. 在每個人的人生中，自己是唯一的主角，其他人不可能去篡改你自己的過去。

3. 前世只是個遊戲副本，我雖然玩過這個副本，但並不表示我就是你前世遊戲中的那個人。我對這段前世沒有印象，在你的前世副本中，毀滅亞特蘭提斯可能是別的朋友。

我這樣跟他說之後，一般學過正統靈性的人都會明白了，

沒想到他一直不依不饒的，最後還罵起我來了……

其實這件事跟我一點關係也沒有，我完全是躺著中槍的狀態，但是不知道為什麼，我心裡堵了一塊能量，不太舒服，但是由於時間也很晚了，我也就睡我的去了。

今天一大早就見到小霞同學發了篇文章，文章的一開頭就這麼寫著：

「我們受的很多苦，都來自於自己在關係中的不誠實，當你不再尋求某人的愛、接納、認可，你便承受得起說實話的後果。」

看完這句話，我突然發現昨晚堵住的能量在慢慢散去。因為我內心還是希望在所有人的眼中，維持著那個永遠都能幫助到人的形象，其實也就是我還在不自覺的在向外尋求愛。而當自己可以完全接納自己那個「不完美」的完美自己時，我就從自己的桎梏中解放了，從自己給自己製造的痛苦中解脫了。

接納自己→真實表達→自由的靈魂

愛的真相

上週 May 找我閱讀，她是名阿卡西中級閱讀師。她在二年前生了個男寶寶，每天 24 小時都守著這個寶寶，由於是第一胎，只要寶寶一哭或撞到了，她就會慌成一團，情緒失控，然後怪阿姨或老公沒看好，最後搞得全家人壓力都很大，而寶寶也經常跟她發脾氣，甚至會拿東西丟她。

在我打開她的阿卡西紀錄之後，我感覺到她的內心充滿了憤怒，海底輪有一團紅黑色的能量，她覺得自己對寶寶都已經付出了一切，為什麼寶寶還不愛她？於是我便讓她去表達對寶寶的恨意，但是 May 一開始很抗拒，覺得身為母親怎麼可以去恨自己的孩子呢？

我跟 May 說：「你的頭腦不允許自己去表達恨意，但是你的真實情緒是什麼？」

May 愣了一會兒，她說：「我是恨他的，我恨因為他我失去了自由！」

我說：「那就表達恨吧！」

May 說：「在阿卡西紀錄裡不是永遠都是愛嗎？」

我說：「是呀！在阿卡西紀錄裡永遠是無條件的愛呀！所

以，無論你是怎樣恨你自己的孩子，阿卡西紀錄及其大師們、導師們及愛人們，還是會無條件的愛著你的。」

　　May 聽到這裡情緒就崩潰了，她開始邊哭著邊發洩著她心中這兩年來的怨氣。就這樣大約發洩了十幾分鐘後，我感覺到她身上原本的紅黑能量漸漸淡去，代之而起的是很亮很亮的金色光芒。

　　「羅老師，我明白了……」May 說。

　　「你明白了什麼？」我微笑著對她說。

　　「我明白了這孩子是來告訴我，什麼才是真正的愛！」May 說。

　　「那你覺得什麼才是真正的愛呢？」

　　「當我們覺得愛是種責任時，那永遠都不是真正的愛，真正的愛是發自內心的自然流露！」May 繼續說，「但我這兩年從來沒有關注過自己、愛過自己，所以我心中的愛早已枯竭，根本沒辦法去發自內心的去愛孩子了。」

　　「May，你實在太棒了！」我說，「但是你想不想知道，你的靈魂為什麼要去創造了這兩年痛苦的體驗呢？」

　　May 愣了一下說：「不知道……」

　　「剛剛我接收到了來自阿卡西紀錄的訊息，在你的靈魂深

處有個設定，你會一直評判自己是個差勁的媽媽。」我說。

「羅老師，那怎麼辦呢？」May 有些擔心。

「這種靈魂設定是無法被拔除的，只能被超越。」我說。

「那怎麼超越呢？羅老師。」May 說。

我說：「這樣子吧！你現在一直對自己說『我是個壞媽媽！』，一直說到你自己對這句話沒有感覺為止！」

「好吧……」May 有些勉強，不過還是照做了。一開始我感覺到她說「我是個壞媽媽！」這句話時很痛苦、很沉重，但漸漸的，她身體的能量開始輕盈了起來。

大約過了七、八分鐘之後，May 說：「羅老師，好神奇呀！我現在感覺好輕盈、好自由，然後感覺我的寶寶就是天賜的禮物！」

我說：「恭喜你！你接納了那個不能接納的自己，現在回去好好休息吧！」

* * * * * * * * * * * * * * * *

昨天晚上，May 打電話給我，她說：「羅老師，在過去一週，我家寶寶變得好乖又好可愛，我現在看著他，就好像看到了

一個小天使，現在我心中充滿了愛與幸福感，所以特地打電話給羅老師，跟您說聲謝謝！」

　　我最近因為工作太忙，很久沒寫個案了，但 May 的故事讓我心中充滿了愛的感動，因此特地分享給大家，感恩阿卡西紀錄！感恩無條件的愛！

雙生火焰

最近有不少人找我療癒有關「雙生火焰」的問題。

雖然在希塔療癒中，對雙生火焰有其獨特的定義，但在這裡我還是採用了網路上比較大眾化的定義：

「人的一生中，靈魂伴侶可以有很多個，但是雙生伴侶卻只有一個，那是神將同一個靈魂丟入物質世界時分成的一陰一陽的肉體，他們一同來到地球學習各自的課題，直至彼此的靈性覺察與提升已到達最後階段，他們才有機會再度相遇。它們將為彼此性靈完全的轉化提升，補上最後的臨門一腳，之後雙生光才能有機會透過彼此靈魂的圓滿，在人間展現一種來自神聖之愛的創造形式。」

上面這段文字很簡潔的描述了雙生火焰，也因此，雙生火焰成為了許多靈修人的終極追求。不過，往往許多人在沒找到雙生火焰前，雙生火焰就是一個美麗的夢；但是，一旦跟雙生火焰在一起之後，往往美夢就成了噩夢！

我曾被拉進一個二百多人的雙生火焰群，結果裡頭全是抱怨自己的雙生火焰有多麼的糟糕！套句一位有雙生火焰老公朋友的話，那就是「誰有誰知道」！

這點很奇怪不是嗎？自己心心念念終於等到的終極伴侶，怎麼就成為了終極 Boss ？其實在上段描述中，有一句很重要的話，被許多做著美夢中的人輕輕放過，那就是「它們將為彼此性靈完全的轉化提升，補上最後的臨門一腳」。

　　性靈完全轉化提升的臨門一腳，這一腳的力量必須把一個菩薩踢到佛的境界，這一腳必須把一個光明正義的化身，踢到無善無惡、不垢不淨的境界。唯有巨大的痛苦，才能轉化出如此巨大的能量，而能給自己帶來這麼巨大痛苦的，也只有那心心念念的雙生火焰了。

　　所以這個遊戲是這麼來的：

　　在宇宙大爆炸前，在一個沒有時間的無垠空間中，有一個「可憐」的傢伙叫做「道」，就在這個寂兮寥兮的環境中一直待著，待久了實在很無聊，更慘的是，他根本不知自己是誰、長什麼樣子？也沒有鏡子可以照，就連名字都是老子幫他取的。

　　有一天，「道」這個小朋友開始想搞點事情，搞著搞著於是就創造了一，也就是一個可供他觀察玩耍的宇宙遊戲空間。有遊戲但是太和諧也不好玩，連《魔獸》都有聯盟和部落呢！看來得搞個二元對立、拉拉仇恨，遊戲才玩得起來。於是「道」在宇宙中創造了二，產生了陰、陽，這兩大陣營一對立，遊戲就能玩

了（周伯通被困在桃花島上時，好像也是這麼搞的……）。

於是，當一（太極）分成了二（陰、陽）之後，這兩條陰陽魚彼此就越看越不順眼。那白色的陽魚見到對面有條黑黑的魚，心想這魚是非洲來的嗎？也長得太醜了吧！不過由於陽魚是光明的代表，心想還是別得罪黑魚，於是把話憋在心裡沒說。而那黑色的陰魚一看對面怎麼來個白斬雞，於是便狠狠的噴了陽魚一下。這下陽魚心想，我讓著你你還噴我，火氣也一下子冒了出來，便與陰魚相互追逐了起來，於是產生了「三」。

那「三」是什麼呢？「三」就是「創造」、「維持」及「毀滅」三相。最明顯的例子就是早上太陽升起（創造），中午陽極盛（維持），傍晚太陽落下（毀滅）。而陽的毀滅推動了月亮·（陰）的升起（創造），在這陰陽三相的輪迴中，生出了萬物。（註：印度教中的最高神祇就是三相神，創造神──梵天，維持神──毗濕奴，毀滅神──濕婆神。）

萬物又是什麼呢？萬物其實是幻相，但在這幻相中有愛也有恐懼，在愛與恐懼的交織中，我們的靈魂經歷了淒美的愛情、史詩般的戰爭，以及無盡的自責與悔恨。這遊戲的體驗是源頭（道）想要的，不然太無聊了不是嗎？但是就像去海邊游泳，游久也會累，那就該上岸了，而這上岸的過程，就是覺醒的過程。

問題是，如何才能完全覺醒呢？還記得嗎？所有的痛苦來自於幻相，而幻相由萬物構成，而萬物來自於「三」，「三」來自於「二」，也就是陰陽的對立及評判。因此，所有的痛苦都來自於分別心、來自於二元對立、來自於評判！

該如何消除對立、消除評判呢？

在之前的文章我就談到過這個問題，以下節錄這段量子物理的理論：

「當真空中發生量子漲落時，會從真空中產生一對『虛粒子』，也就是說會產生一個『粒子』及一個『反粒子』。而這兩個粒子會產生量子糾纏現象，同時當『粒子』及『反粒子』合一時，這對粒子便消失在真空之中。」

所以，要消除痛苦的根源就是「接納」，當兩個虛粒子接納彼此時便會合一，於是又回到真空的混沌狀態，也就是源頭。用遊戲的話來說，就是終於全部破關了，那就可以關機，美美的睡上一覺了。

當然，「接納」說得容易，但由於有各個意識層的創傷存在，也不是可以一下子就能完全做到。在此推薦大家可以看一下《接納不完美的自己》這本書，同時希塔療癒及阿卡西紀錄閱讀，也是很好的療癒方法！

雙生火焰之二

　　我自己都沒想到，昨天才剛寫完《雙生火焰》，今天馬上又會寫《雙生火焰》之二，這就是所謂的「共時性」吧！一切都是源頭巧妙的安排。

　　今天中午有個個案來找我，來訪者是一位男士（X先生），他的困擾是他現任的妻子不接納他跟前妻生的孩子，而他與現任妻子也是雙生火焰。兩人經過了重重的考驗，現在終於有了和諧幸福的關係，但唯一還困擾他的問題，就是上述的這個問題，因此他想讓我深入的去挖掘及療癒一下。

　　上到第七界之後，我讓他做了一系列的肌肉測試，結果發現他有個信念就是「我恨我伴侶的小孩」，X先生覺得很奇怪，因為目前是他有小孩，而不是他的伴侶有小孩。我跟他說，這個信念有可能來自於前世，也就是歷史層，所以可以測一下。

　　經過測試之後，我們很驚訝的發現，他這個信念主要來自於核心層，也就是現在這世，我有點震驚，心想這到底是怎麼回事？於是靜下心來感受源頭的訊息，結果原來是跟雙生火焰有關。

　　其實雙生火焰根本就是同一個靈魂，對彼此而言，都是一

面 360 度無死角的鏡子，所以雙生火焰的到來，就是對自己完全的照見。雙生火焰之所以會帶來那麼多的痛苦，就是對方這面鏡子會照見自己所有最陰暗的角落，會照見自己對自己所有的不接納。雙生火焰就這樣完全赤裸裸的把自己潛意識最想隱藏的東西全部映照出來，自己必須去面對自己最不能接納的那個自己，所以痛苦，但背後也有著巨大的禮物！

　　所以，如果想要與雙生火焰共同達到那幸福的彼岸，首先要做的就是「接納不完美的自己」，一旦接納了，或許自己還是不完美的，但卻是完整的。

　　以上這段文字，致敬偉大的心理學大師卡爾・榮格。

彼岸

今天有同學問我：「你離彼岸還有多遠？」

在源頭中我觀想了一下說道：「快靠岸了，就差一點點的距離。」

同學問：「那一點點的距離是什麼？」

我感受了一下說道：「我不能接納自己為什麼還沒到岸。」

說到這裡，我自己都笑了起來，這個答案真的又矛盾而又挺搞笑的！

用有一點像繞口令的話來說就是：「我不能接納自己還沒到岸，所以我還沒到岸！」

如果把這句話翻譯成靈性用語就是：「我不能接納自己不完美，所以我不完美！」

於是我靜下心來連接了源頭，這才發現「不能接納自己不完美」是烙印在我靈魂最深處的功課，也是造成了之後生生世世永遠都不放過自己的根源。

我知道靈魂層面的「卡點」是無法拔除的，而是必須去從其中獲得智慧，才能「超越」卡點，於是我問源頭：「為什麼我無法接納不完美的自己？」

源頭說：「你覺得不接納不完美的自己，給你帶來了什麼好處？」

不知為什麼，我瞬間流下了眼淚說道：「因為我一直不能接納自己是不完美的，所以生生世世我一直在努力把自己變得更完美！」

源頭說：「所以你現在怎麼看待『不能接納自己是不完美的』這個靈魂信念？」

我說：「我現在很感恩這個靈魂信念的存在，是這個信念一直激勵我變得更好，讓我能走到了今天。」

源頭說：「那你現在再去看看自己的狀況。」

我觀想了一下，發現我自己已經穩穩的站在岸上，眺望著藍天白雲下美麗的海面，偶爾有一、兩隻海鷗飛過，心中充滿了安詳，而原本載著我過來的那條船，已經消失不見……

這時我想起了最近許多的個案問題，都是在於靈魂深處的「卡點」，每個人的「卡點」都不一樣，但是我今天終於明白了，這些所謂的「卡點」，都是推動我們靈魂成長的巨大動能，當我們能從心裡看見這些「卡點」其實是源頭給我們最神聖的「禮物」時，最終我們就可以進入那源頭的聖殿。

最後，對我而言，我現在不只接納了這個「卡點」，而且

還特別感恩這個「卡點」，是它成就了今天的我，讓我從這漫長
而多彩的靈魂之旅中，經歷了恨也經歷了愛，最終我找回了我自
己，完全的愛上了我自己，感恩源頭，感恩一切！

出版後記

　　這本書即將出版了，但是有些朋友擔心這本書會很「小眾」，只有想修行的人才會想看。其實，我認為為了修行而修行是毫無意義的，修行是要能協助我們去解決及穿越我們生命中的痛苦及課題的。幾乎每一個人都有用錢或努力都解決不了的問題，而本書就是在幫助有緣的朋友，透過意識頻率的提高，從而以「降維打擊」的方式，來解決這些看似無解的問題。

　　有位女士 Elly 找我，Elly 是之前我在百度上評論了一篇文章就加了我好友，之後向我請教一些靈性方面的問題。她在微信跟我説了下面一段話，十分感人，經她同意以真名發表：

~~~~~~

Elly：Norman 老師，您好，我今天翻閱了您的朋友圈，讀完了您在公眾號發布的文章，覺得很受啟發，做了不少筆記，非常感謝您能分享出自己的修行歷程。

我：沒事，就一定是有緣分啊！也謝謝你給我的這個支持。

Elly：當我看到您分析自己由於靈魂創傷帶來的能量糾纏場景

時，我突然感覺腦子像過電一般。您寫的是自己小時候和母親的相處模型，而我從小就是在媽媽的「詛咒中」成長。我看到您說「惡人」扮演者可能是來度化自己的，讓我打開了一個心結。

我：🙏

Elly：因為我從小就沒有感受過母愛，在我的記憶中，我媽媽就沒有抱過我，每天都是各種言語攻擊和羞辱，她討厭我，非常非常討厭，我也不明白原因。小時候我曾經想過自殺，我幼童時期身體非常好，每天在外面瘋玩，精力非常旺盛，但是自從媽媽開啟了她的語言攻擊，並且變本加厲的時候，我的身體裡面的靈就枯萎了，後來我生了一場大病，休學了一年。我後來自己看心理學的書籍，想要找一個答案，我想療癒自己心裡的黑洞。

我：😭

Elly：我從小學開始就體弱多病了，一直到成年之後，陰影不曾離散，謝謝您的分享，讓我看到另一個視角。顯然，沒有我的母親，我沒有超乎常人的敏感和直覺力，還有那份同理心。

我：Elly，我是能感同身受的，要療癒最好的方法其實很簡單，你就回到那個場景裡頭去面對那些恐懼，面對那些創傷，你再深

深的去體會它，去體驗它。

Elly：您的書出版了嗎？

我：我的書準備要出版了。你現在已經長大了，有能力去面對那些創傷的，所以你就走進這些創傷裡頭，然後去體會它、體驗它，然後當這些體驗夠了，這些創傷自然而然就會消失掉。

Elly：謝謝您的建議，要如何走進那些場景呢？我從小反覆被各種攻擊，我好想學會遺忘，我會自動遺忘一些事情來迴避感受。

我：小時候遺忘當然是一種保護機制，但是你現在已經長大了，所以你可以不用去逃避了，你有足夠的能力跟勇氣去面對它。當然，當你想到這些感受時，你的心會痛，可能會哀傷，你就去體驗那個哀傷，徹底的去體驗那個哀傷。

Elly：我一直到現在，都學會不與人爭吵，我張不開口去回擊那些惡言相向的人。所以，我總是隱忍和傷害向內，面對冤枉和不理解，我都是選擇沉默。

我：去深入的體驗那個感受，就是最好的療癒方式，因為這就是天道，這就是源頭希望去體驗的。源頭創造了我們來到人間，就是想去體驗，結果你不去體驗，當然這就成為一個業力，就是未

完成的業。如果你去體驗了，體驗完之後就不用再體驗了，體驗過了就好了。比如說：你如果去高空彈跳，高空彈跳的過程就是享受那個驚心動魄的過程，跳一次、兩次、三次、四次跳到最後，覺得不刺激了，自然就不用高空彈跳了。

Elly：我沒有力量回擊別人，我感覺自己承受不住。

我：其實所有的人不管他來傷害你、羞辱你或是怎麼樣，其實都是在度化你的，真的啊！讓你看到你自己，他在照見你自己，去提醒你自己。

我：所以力量就在你身體裡頭，你只是把它隱藏起來了而已。你就去照我的話去做，老老實實地去體驗那些所有的感受，你最不願意面對的感受。當你體驗了徹底體驗了，我跟你講，你的人生就開始慢慢的轉變了。當然這是一個過程，這個不會那麼快，病去如抽絲啊！它會一次一次的反覆的出現。你不用覺得為什麼沒有效，做好了過幾天又出現，這個在心理學上，就是個剝洋蔥的過程。就像你去高空彈跳，第一次害怕、第二次害怕、第三次害怕，就跳到你不害怕為止，這個它會反覆的出現，沒有錯，但是呢，這就是一個必經的過程。

我：但是當你邊做著，你就會發覺你的世界開始慢慢的改變了，

然後那些不好的感覺，出現的頻率就會越來越少，直到哪一天，你可以很坦然的面對它的時候，跳就跳吧！到最後覺得跳也挺無聊的時候，這事就完全過了。當它對你而言不是個什麼了不起的事的時候，這件事就完全過了。

Elly：嗯嗯，好的。

~~~~~~~~~~~~~~~~~~~~~~~~~~~~~~~~~~~~

　　我很感謝 Elly 這位這麼有大愛及勇氣的女性，作為這本書的見證者，祝福她及所有有緣「看見」這本書的朋友，都能在黑暗中透過這本書看見光與愛的實相。

　　最後，我要誠心的感謝我母親，願意扮演那個「虐我」的角色，在我的生命中留下一道又一道的傷痕，為了超越這些創傷，我才能一步步走到最終的彼岸。感謝我靈性成長道路上的所有導師們：希塔療癒的維安娜老師、安安老師、婉新老師以及阿卡西紀錄的 Linda 老師。當然，更要感謝源頭、導師、上師們、我的祖先、家人們以及朋友們，感謝你們始終用各種方式在支援著我，不管你們在我生命中扮演好人還是壞人，我要對你們說聲：「感謝你們，辛苦了！」

　　戲已落幕，祝福大家！感恩這最美麗的遇見！

第二部：《聖殿日記》

　　本書完稿於 2021 年中，迄今已過一年，在這過去的一年中，我開始從一名心靈療癒師轉變成為一名身心靈導師。其中最重要的事件，就是我在量子物理學、心理學、禪學、希塔療癒及阿卡西紀錄的基礎上，開創了自己全新的《聖殿療癒》體系。而在《聖殿療癒》體系中的系統主幹，就是我自創的《聖殿神喻卡》。

　　《聖殿神喻卡》在本書中的個案中已經多次的出現，其不但可以很快速而精準的剖析個案的深層潛意識，而且可以進行個案及百人以上的集體療癒。許多學習《聖殿療癒》的同學，都已經迅速的完成能量層級的重大突破，從而進入到 800 以上甚至 1000 的能量層級。而這些同學的真實案例及分享，將會收錄在我的下一本新書《聖殿日記》中，敬請讀者們期待！

附錄

　　從書稿完成到今天的這段時間中，有許多朋友問我關於療癒的一些問題，對於我所創立的兩個療癒體系很有興趣，在此簡單介紹一下：

一、《阿卡西紀錄之心》聖殿祈禱文
　　（分為開啟及關閉二個部分）

　　　《阿卡西紀錄之心》聖殿開啟祈禱文
　　　是的！我們認知並感謝光的力量
　　　我請求指引、方向、和勇氣，去認出真理
　　　他為了我們最高的美善而揭示
　　　也為了所有與我們連接的人的最高福祉

　　　哦！神的聖靈啊！
　　　請保護我遠離一切形式的自我中心
　　　請將我的注意力導向手邊的工作上

請幫助我在阿卡西紀錄的光中知曉（我自己 /XXX）
請讓我透過記錄之主的眼睛看見（我自己 /XXX）
讓我能夠分享來自（我自己 /XXX）的大師、導師、
和摯愛的人
所賜予（我自己 /XXX）的智慧與慈悲。

記錄現在已開啟！

＊ ＊ ＊ ＊ ＊ ＊ ＊ ＊ ＊ ＊ ＊ ＊ ＊

《阿卡西紀錄之心》聖殿關閉祈禱文

我感謝大師們、導師們，
以及（我所 /XXX）摯愛的人們
謝謝他們的愛和慈悲

我感謝阿卡西紀錄之主們，
謝謝他們的觀點

我感謝光的聖靈，
謝謝他們所賜予的知識與療癒

記錄現在已關閉，阿門！
記錄現在已關閉，阿門！
記錄現在已關閉，阿門！

* * * * * * * * * * * * * * * * *

　　我於 2021 年 7 月開始了我首次的正式阿卡西紀錄教學，在開課之前，我一直有個困擾，阿卡西紀錄確實與高維智慧的連接很棒，但是在療癒方面，不如希塔療癒的精細。

　　阿卡西紀錄連接的是第六界的能量，而希塔療癒連接的是第七界的源頭能量，因此能量來源不一致，也無法融合。但是源頭聽到了我的困擾，於是在開課前，將《阿卡西紀錄之心》聖殿祈禱文送給了我。

　　《阿卡西紀錄之心》聖殿祈禱文，與琳達老師授課的阿卡西紀錄研修中心的中文祈禱文差異很大，使用過這兩份祈禱文的朋友們，都能感受到其中能量的巨大差異。琳達老師中文祈禱文

的能量是希塔波，因此能量場域很平靜，訊息連接或畫面感很好。而《阿卡西紀錄之心》聖殿祈禱文，可以自動在各種波段中切換，當阿卡西聖殿切換下載至伽馬波時，閱讀者可能不會有太多的訊息，但會有強烈的電流感去自動療癒應該療癒的部位。

因此，並沒有哪一份祈禱文優於另一份，琳達老師的中文祈禱文強在收訊，而《阿卡西紀錄之心》聖殿祈禱文強在能量。因此我的學生在開啟後，不見得有太多畫面，但是內在卻能直接知道（Inner knowing）應該怎麼去進行療癒，所以阿卡西紀錄聖殿基本上是一種「空相」的存在。

二、《聖殿神喻卡》（簡稱聖喻卡）

德國偉大的心理學家海靈格先生創立了《家庭系統排列》的方法，透過家排，療癒師可以很快速而精確的分析出案主潛意識中真正的卡點。但是正式的家排需要許多人的參與，十分昂貴而且不方便，因此這也成為了我一個內心的需求。

後來有一次偶然的機會，我發現我可以感受萬物的想法及能量，既然在家排中可以用 A 代表 B，那麼自然也可以用物品去代替案主及相關事件，我只需去感受物品的感受，然後順著能量的流動去移動物品就好。

於是我找了一些圖（這些圖不是我畫的，但是其實什麼圖都可以），把它們製作成卡片，然後打開《阿卡西紀錄之心》聖殿祈禱文，先針對我自己做個案，然後又對其他案主做個案，發覺分析個案的狀況不但奇準無比，而又十分精微（相關個案請見本書）。從此我便發展出《聖殿神喻卡》這個獨特的療癒系統了。

　　後來由於有次要對著幾百名沒學過靈性的聽眾進行集體療癒，對於他們而言，什麼阿卡西甚至是心理學中的意象對話，都是虛無縹緲的東西，因此開課前我很頭疼要怎麼進行集體療癒。

　　突然有一天，源頭就給了我訊息，我可以運用《聖殿神喻卡》進行集體療癒，於是我便在公開課中，讓大家各自從《聖殿神喻卡》抽一張代表他們各自的議題，然後讓他們一直去表達感受，直到沒有負面感受為止。

　　結果發現效果奇佳，清理創傷的速度及深度都十分強大，在清理完成之後，原本學員很討厭的卡牌，都開始轉變成正面感受，而在現實生活中，原本不佳的父母關係或財富問題，在清理後都開始出現了良性的變化。

　　如果有興趣的朋友，可以搜索「源頭之光身心研修中心」的微信公眾號，上面有許多集體療癒課程的重播。

在此,我要特別感恩琳達豪博士,是她引領我走上了開悟之路。最後,感恩源頭,是他賜予我《阿卡西紀錄之心》聖殿祈禱文及《聖殿神喻卡》這兩個如此殊勝的體系,我會運用這兩個源頭的禮物,幫助更多的人走上開悟之路!

靈魂日記

身心靈療癒大師羅凱銘從阿卡西紀錄、希塔療癒及家庭系統排列，
尋找源頭之光到達彼岸的旅程

作　　　者／羅凱銘
美 術 編 輯／孤獨船長工作室
責 任 編 輯／許典春
企畫選書人／賈俊國

總　編　輯／賈俊國
副 總 編 輯／蘇士尹
編　　　輯／高懿萩
行 銷 企 畫／張莉滎‧蕭羽猜‧黃欣

發　行　人／何飛鵬
法 律 顧 問／元禾法律事務所王子文律師
出　　　版／布克文化出版事業部
　　　　　　臺北市中山區民生東路二段 141 號 8 樓
　　　　　　電話：(02)2500-7008 傳真：(02)2502-7676
　　　　　　Email：sbooker.service@cite.com.tw
發　　　行／英屬蓋曼群島商家庭傳媒股份有限公司城邦分公司
　　　　　　臺北市中山區民生東路二段 141 號 2 樓
　　　　　　書虫客服服務專線：(02)2500-7718；2500-7719
　　　　　　24 小時傳真專線：(02)2500-1990；2500-1991
　　　　　　劃撥帳號：19863813；戶名：書虫股份有限公司
　　　　　　讀者服務信箱：service@readingclub.com.tw
香港發行所／城邦（香港）出版集團有限公司
　　　　　　香港灣仔駱克道 193 號東超商業中心 1 樓
　　　　　　電話：+852-2508-6231 傳真：+852-2578-9337
　　　　　　Email：hkcite@biznetvigator.com
馬新發行所／城邦（馬新）出版集團 Cité (M) Sdn.Bhd.
　　　　　　41，JalanRadinAnum，BandarBaruSriPetaling，
　　　　　　57000KualaLumpur，Malaysia
　　　　　　電話：+603-9057-8822 傳真：+603-9057-6622
　　　　　　Email：cite@cite.com.my
印　　　刷／韋懋實業有限公司
初　　　版／2022 年 12 月
初　　　版／2023 年 02 月 1.5 刷
定　　　價／380 元
ＩＳＢＮ／978-626-7126-71-4
ＥＩＳＢＮ／978-626-7126-72-1(EPUB)

城邦讀書花園　布克文化
www.cite.com.tw　WWW.SBOOKER.COM.TW